ACTA NEUROCHIRURGICA / SUPPLEMENTUM V

DIE PSYCHIATRIE DER HIRNTUMOREN BEI KINDERN UND JUGENDLICHEN

VON

PRIV.-DOZ. DR. MED. ROBERT CORBOZ

OBERARZT AN DER PSYCHIATRISCHEN POLIKLINIK
FÜR KINDER UND JUGENDLICHE IN ZÜRICH

MIT 1 TEXTABBILDUNG

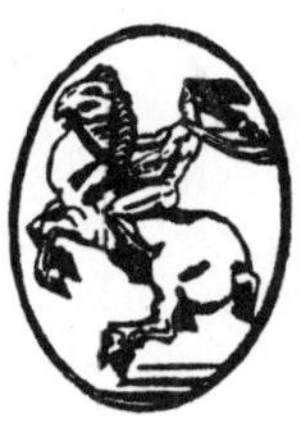

WIEN / SPRINGER-VERLAG / 1958

ISBN-13: 978-3-211-80471-1   e-ISBN-13: 978-3-7091-5080-1
DOI: 10.1007/978-3-7091-5080-1

Vorwort

Zwei große Strömungen befruchten neben anderen seit einigen Jahrzehnten das stürmische Wachstum der noch sehr jungen und noch nicht überall als mündig erklärten Kinderpsychiatrie. Eine Forschungs- und Arbeitsrichtung entspringt aus der Psychologie und namentlich aus der Tiefenpsychologie. Sie hat in einem erstaunlichen Maße das Verständnis für die psycho-reaktiven Störungen des Kindes gefördert und zugleich fruchtbare therapeutische Möglichkeiten vermittelt, sei es in Form der heute weit verbreiteten Spieltherapie, sei es in der Gestalt der auf ihren Erkenntnissen beruhenden Beratung oder der tiefenpsychologischen Behandlung der Eltern selbst.

Die andere Strömung hat ihre Quelle in der klinischen Arbeitsweise, die namentlich für die Erforschung der somatisch bedingten psychischen Störungen von entscheidender Bedeutung ist. Beide Arbeitsrichtungen, die psychologische und die klinische, sind im gleichen Maße unentbehrlich für die richtige diagnostische Erfassung und Behandlung des psychisch gestörten Kindes. Wir sind deshalb Herrn Prof. Dr. Krayenbühl zu besonderem Danke dafür verpflichtet, daß er uns den Zugang zu einer besonders aufschlußreichen Kategorie von cerebral geschädigten Kindern großzügig gewährt hat, nämlich zu den Kindern, die wegen eines Hirntumors auf der neurochirurgischen Universitätsklinik in Zürich Aufnahme gefunden haben. Unsere Untersuchungen wurden durch die verständnisvolle Hilfe und Mitarbeit des Ärztestabes, der Krankenschwestern und des Kanzleipersonals der Klinik ganz wesentlich erleichtert; ihnen allen sei deshalb für ihre verständnisvolle Haltung herzlich gedankt.

Die vorliegende Arbeit beleuchtet ein Grenzgebiet, welches in den größeren Bereich der somato-psychischen Medizin gehört. Wir hoffen, daß deren Ergebnisse gleichermaßen dem Neurochirurgen, dem Pädiater und dem Psychiater dienlich sein werden. Es gibt ja bekanntlich kaum ein Kind, das an einem Hirntumor erkrankt, bei welchem die Eltern nicht wissen möchten, welche psychischen Ausfallserscheinungen oder welche Veränderungen zu gewärtigen sind, wie deren Prognose lautet und mit welchen Mitteln sie behoben oder gemildert werden können. Im Sinne einer Beantwortung dieser Fragen war die

Aufnahme der Arbeit in die Reihe der Supplementa der Acta Neurochirurgica gerechtfertigt. Der Schriftleitung, Herrn Priv.-Doz. Dr. Loew, sei hierfür mein besonderer Dank ausgesprochen. Dem Springer-Verlag danke ich für die sorgfältige und gediegene Drucklegung.

Zürich, im Mai 1958.

R. Corboz

Inhaltsverzeichnis

I. Einleitung

1. Allgemeines[1]

Versucht man die bisherigen Forschungsergebnisse auf dem Gebiet der Kinder- und Jugendpsychiatrie zu überblicken, so wird man bald der Tatsache gewahr, daß die reaktiven Störungen von der einfachen Verwahrlosung bis zu den kompliziertesten neurotischen Erscheinungen am häufigsten wissenschaftlich untersucht worden sind. Die Fülle der Publikationen erreicht in diesen Sparten ein ungewöhnliches Maß. Das Interesse für konstitutionsbedingte Varianten der Persönlichkeit, für Irregularitäten im Phasenablauf der körperlichen und psychischen Entwicklung sowie für die endogenen Psychosen dokumentierte sich durch eine stattliche Anzahl von einschlägigen Veröffentlichungen. Die Forschungsberichte, die pathologische Veränderungen des Gehirnes und deren Auswirkungen auf die Psyche zum Gegenstand haben, stehen zahlenmäßig im Hintergrund. Diese Arbeiten haben wertvolle Aufschlüsse über cerebral bedingte psychische Veränderungen erteilt. Es sei zum Beispiel an die Publikationen von SSOUHAREVA, TRAMER, LUTZ, RIGGENBACH über traumatische Hirnschädigungen, von ANNEL, FOREL, DE BOOR, FURTADO über die psychischen Folgeerscheinungen von Infektionskrankheiten und insbesondere von Encephalitiden und Meningitiden sowie an die Monographie von GOELLNITZ über das Encephaloperoma infantis erinnert. Es fällt indessen auf, daß die psychopathologischen Erscheinungen, die im Gefolge von Hirntumoren bei Kindern und Jugendlichen auftreten können, bis jetzt stiefmütterlich behandelt worden sind. Wohl werden psychische Symptome in neurologischen, neurochirurgischen, pädiatrischen oder radiologischen Arbeiten, die sich mit den Hirntumoren im Kindesalter befassen, nebenbei erwähnt. Auch gibt es einige wenige psychiatrische Arbeiten auf diesem Gebiet, wobei meist nur kasuistische Beiträge beschrieben und kommentiert werden. Eine systematische Untersuchung der psychischen Begleiterscheinungen von Hirntumoren im Kindesalter ließ sich in der uns zugänglichen Literatur nicht auffinden, obwohl eine Bearbeitung dieses Gebietes sowohl vom wissenschaftlichen als auch

---

[1] Die vorliegende Arbeit wurde durch einen großzügigen Beitrag aus dem Kredit zur Förderung des akademischen Nachwuchses ermöglicht; wir möchten auch an dieser Stelle dem Erziehungsrat und der Erziehungsdirektion des Kantons Zürich hierfür bestens danken.

vom praktischen Standpunkte aus sehr erwünscht wäre. Dies geht klar
aus der Betrachtung der bisherigen Forschungsergebnisse hervor, die
nun kurz dargestellt werden sollen.

Beim *Erwachsenen* liegt eine Fülle von Arbeiten über die psychischen Symptome von Hirngeschwülsten vor, die zeitlich von den Mono-
graphien von P. SCHUSTER, J. LHERMITTE und H. BAROUK bis zu den
Publikationen von H. WALTHER-BÜEL, B. SCHLESINGER, J. DELAY und
R. MARTY reicht. Besonders erwähnenswert ist hier die Monographie
von WALTHER-BÜEL, dem das Verdienst zukommt, gezeigt zu haben,
daß die Symptomatologie der Hirntumoren beim Erwachsenen keineswegs so polymorph ist, wie man früher annahm. Hier wird mit der
irreführenden Ansicht, daß Hirntumoren auf psychopathologischem
Gebiet überhaupt jedes Syndrom hervorrufen können, gründlich auf-
geräumt. Vielmehr wird gezeigt, daß die psychischen Ausdrucksmög-
lichkeiten für eine gestörte cerebrale Funktion beim Erwachsenen
lediglich in Bewußtseinsstörungen oder in einem organischen Psychosyndrom nach E. und M. BLEULER oder in einem hirnlokalen Psychosyndrom bestehen. Wenn in seltenen Fällen andere Syndrome entstehen, so darf man darin keine direkte Wirkung des Tumors erblik-
ken, sondern lediglich die Reaktion einer latent pathologischen Persönlichkeit auf die Tumorerkrankung (O. WANNER) oder das zufällige
Zusammentreffen eines Hirntumors mit einer anderen psychischen Erkrankung.

Kinder sind in den Untersuchungen von WALTHER-BÜEL nur vereinzelt vertreten. Die einschlägigen Beobachtungen, auf welche wir noch
später zurückkommen werden, gestatten keine allgemeingültigen
Schlußfolgerungen. Im zweiten Teil seiner Arbeit hat WALTHER-BUEL
540 Krankengeschichten der Zürcher neurochirurgischen Klinik im Hinblick auf die psychopathologische Symptomatologie gesichtet und in
Altersgruppen eingeteilt. Das Hauptergebnis dieser statistischen Bearbeitung besteht sowohl im Nachweis der Tatsache, daß die Symptomatologie je nach dem Alter des Patienten variiert und daß die psychischen
Symptome einer cerebralen Schädigung durch den Tumor bei Kindern
und Jugendlichen (Gruppe I nach WALTHER-BÜEL) ein besonderes Gepräge aufweisen. Das alternde und das jugendliche Hirn zeigen einen
eigenen psychischen Reaktionsmodus, wie auch von anderen Autoren
bestätigt wird (KLOSS). Worin die besondere Eigenart der psychischen
Symptomatologie im Kindesalter bei tumorbedingten cerebralen
Schädigungen besteht, konnte begreiflicherweise nicht ermittelt
werden, da bei diesen Kindern nur ausnahmsweise eine Untersuchung
unter Beizug der speziellen kinderpsychiatrischen Methoden stattgefunden hatte. Die vorliegende Arbeit bezweckt unter anderem,
diese Lücke zu schließen. Diese Zielsetzung wird noch durch die Tat-

sache gerechtfertigt, daß auch in den anderen bereits erwähnten Arbeiten der Psychopathologie der Hirngeschwülste die speziellen Belange der Kinder und Jugendlichen keine systematische Erforschung erfahren haben.

Es gibt indessen noch andere Gesichtspunkte, die ein solches Unternehmen als dringend nötig erscheinen lassen. So kommt allgemein medizinisch gesehen den Hirntumoren eine erhebliche Bedeutung zu, auch wenn sie bei Kindern weniger häufig als beim Erwachsenen vorkommen. So sind Hirntumoren nach CUSHING sechsmal häufiger im Erwachsenenalter als im Kindesalter anzutreffen. Trotzdem stellen die Neoplasmen die häufigste Todesursache im Kindesalter dar (HOCH) und bedrohen das Leben häufiger als die Infektionskrankheiten, wie Masern und die Tuberkulose oder als die Herzerkrankungen. Zahlenmäßig findet man je nach dem Untersuchungsgut die Tumoren des Zentralnervensystems an erster (HOCH) oder an zweiter Stelle (VIDBAEK), indem diese 20—39% sämtlicher Geschwülste im Kindesalter ausmachen. — Unter den Geschwülsten des Zentralnervensystems sind die Hirntumoren die häufigsten; die Geschwülste anderer Lokalisation (Rückenmark, Hirnnerven, Retina) weisen eine erheblich geringere Frequenz auf. Den Hirntumoren kommt daher als Ursache des Todes oder einer schweren, oft irreparablen Invalidität (Amaurose, symptomatische Epilepsie, psychische Schädigungen) eine erhebliche Bedeutung zu. Dabei darf die Tatsache nicht übersehen werden, daß Hirntumoren bei Kindern stets als eine maligne Erkrankung zu betrachten sind, auch wenn sie nach ihrem histologischen Bau als gutartig zu bezeichnen wären. Denn benigne Hirngeschwülste, wie z. B. Kleinhirnastrocytome, führen ohne adäquate Therapie zum Tode.

Nun wird aber immer wieder hervorgehoben, daß Hirntumoren bei Kindern oft sehr früh mit psychischen Symptomen einhergehen (LANGFORD und KLINGMANN). BAILEY, BUCHMANN und BUCY weisen auf die Tatsache hin, daß ein Verlust des Interesses für Schule und Spiel, daß eine verminderte spontane Aktivität, daß Reizbarkeit, Trotz und Ungehorsam sehr häufig in den Initialstadien der Krankheit zu beobachten sind. Später können alle Grade der Bewußtseinstrübung von der leichten Somnolenz bis zu tiefem Coma, Schlafsucht oder delirienartige Zustände auftreten. Die Syndrome, wie sie im Erwachsenenalter bei Tumoren des Stirn- oder des Schläfenlappens beschrieben worden sind, sollen bei Kindern seltener angetroffen werden. In diesen Beobachtungen liegt ein zusätzlicher Grund für unsere Untersuchung: diese sollte einen Beitrag zur Abklärung der Frage leisten, ob und unter welchen Umständen psychische Symptome auf die Anwesenheit eines Hirntumors hinweisen könnten und ob ihnen im Hinblick auf die Tumordiagnostik eine Bedeutung zukommt.

2. Eigentümlichkeiten der Hirngeschwülste im Kindesalter

A. Somatische Gesichtspunkte

Die Hirntumoren im Kindesalter unterscheiden sich bereits in anatomischer Beziehung von den Geschwülsten, die beim Erwachsenen beobachtet werden (BAYLEY und Mitarbeiter, CUSHING, KRAYENBUEHL und WEBER, HOCH, ZUPPINGER, FRENCH). Was die Lokalisation anbetrifft, so kommen am häufigsten infratentorielle Tumoren vor, welche 50—60% aller Hirngeschwülste ausmachen. An zweiter und dritter Stelle folgen die Tumoren der Hirnlappen (ca. 20%) und diejenigen der Zwischenhirn-Hypophysengegend (ca. 15%). Der Rest verteilt sich auf die Tumoren der Stammganglien, der Epiphyse und des Nervus opticus, soweit letztere intrakranial gelegen sind.

Die angegebenen Potenzzahlen besitzen nur einen approximativen Wert: sie schwanken erheblich je nach dem Ausgangsmaterial der Autoren und je nach der Altersstruktur ihres Patientengutes. Je jünger das Kind, um so häufiger wird die infratentorielle Lokalisation angetroffen. Wie aus Fig. 1 zu ersehen ist, steigt bis zum Alter von 7—8 Jahren die Zahl der infra- und supratentoriellen Tumoren an, wobei die ersteren quantitativ überwiegen. Im Schulalter findet bereits ein Abfall der Frequenz der infratentoriellen Tumoren statt, während die Zahl der supratentoriellen Geschwülste weiter zunimmt, jedoch in einem etwas geringeren Grade als während der vorausgehenden Periode. Zu Beginn der Pubertät sind infra- und supratentorielle Tumoren gleich häufig anzutreffen. Gegen Ende der Pubertät, etwa mit 17—18 Jahren, bahnen sich in lokalisatorischer Hinsicht allmählich Verhältnisse an, wie sie beim Erwachsenen herrschen.

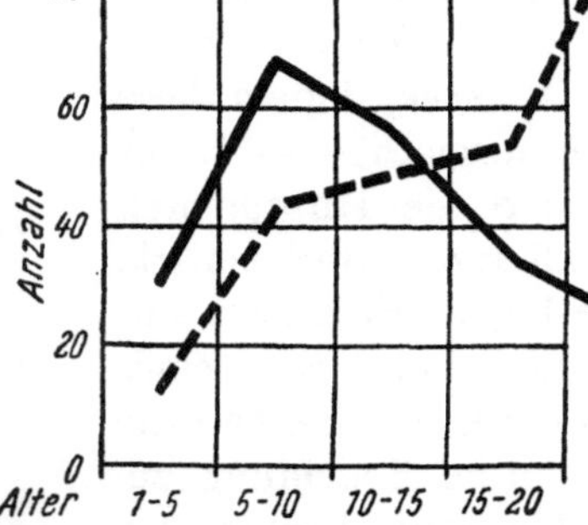

Abb. 1. Häufigkeit intrakranieller Tumoren im Vergleich zum Alter nach BAILEY, BUCHANAN und BUCY (Intracranial tumors of infancy and childhood).
— — — supratentorielle Tumoren
———— infratentorielle Tumoren

Was die *Beschaffenheit* der Tumoren anbetrifft, so liegen bei europäischen und nordamerikanischen Kindern überwiegend echte Neoplasmen vor. So haben BAILEY und Mitarbeiter eine Serie von 100 Fällen histologisch ausgewertet und die auf Tabelle I wiedergegebene Verteilung gefunden. Daraus geht hervor, daß neuroepitheliale Geschwülste 75%, mesodermale nur 15% und Tumoren der Hypo- und Epiphyse je 5% aller Tumoren ausmachen. Zu ähnlichen Zahlen gelangten KRAYENBUEHL und WEBER sowie auch HOCH bei der Bearbeitung des Krankengutes der Zürcher neurochirurgischen Klinik bzw. der

Zürcher radiotherapeutischen Klinik, jedoch mit dem Unterschied, daß hier die mesodermalen Geschwülste noch weniger häufig anzutreffen sind als im Untersuchungsgut von BAILEY. Raumfordernde intrakraniale Prozesse nicht neoplastischer, sondern chronisch-entzündlicher Natur (wie Tuberkulome oder Syphilome) oder parasitären Ursprunges gehören heute in Westeuropa zu den großen Seltenheiten, ganz im Gegensatz zu den Befunden von STARR, der z. B. noch in der zweiten Hälfte des neunzehnten Jahrhunderts rund 50% Tuberkulome unter den von ihm untersuchten Hirntumoren vorfand.

B. Bisherige psychopathologische Untersuchungsresultate

Nach diesem kurzen Hinweis auf die anatomischen Verhältnisse bleibt noch die Schilderung der Untersuchungsresultate übrig, die bisher auf psychopathologischem Gebiet gewonnen wurden. Ihnen fehlen Einheitlichkeit und Übereinstimmung weitgehend. So sind sich die Autoren nicht darüber einig, ob tumorbedingte psychische Erscheinungen beim Kinde häufig beobachtet werden oder nicht. Während BOSTROEM das Vorkommen psychischer Störungen beim Kinde überhaupt in Abrede stellt, will v. STOCKERT dieselben lediglich auf eine Erhöhung des intrakraniellen Druckes zurückführen. Seiner Ansicht nach läge in 95% der Fälle ein Kleinhirntumor vor, der erst sekundär, nämlich durch Schaffung eines Hindernisses für die Liquorpassage, eine psychische Symptomatologie hervorrufen könne. Dabei müßten die besonderen anatomischen Verhältnisse berücksichtigt werden, die beim kindlichen Schädel vorliegen. Dieser sei viel nachgiebiger als der Schädel des Erwachsenen und habe bis zum 14. Lebensjahr durch Erweiterung der Nahtstellen die Möglichkeit, sich den veränderten Druckverhältnissen anzupassen. Somit werde das Gehirn weniger in Mitleidenschaft gezogen als beim Erwachsenen. Bei Großhirntumoren handle es sich meistens um eine parieto-occipitale Lokalisation (TÖNNIS und ZÜLCH), die nur selten zur Manifestation psychischer Symptome Anlaß gebe. Immerhin seien bei Kindern mit Tumoren des Großhirns Symptome beobachtet worden, wie gesteigerte Ermüdbarkeit, Gedächtnisschwäche, Bewußtseinsstörungen, allgemeine Verlangsamung sämtlicher psychischer Funktionen und Apathie. Außerdem habe man bei einem neunjährigen Knaben nach der Entfernung eines apfelgroßen Tumors eines Occipitallappens elementare optische Halluzinationen im Rahmen eines deliriösen Zustandes beobachten können. Was die Geschwülste des Kleinhirns betrifft, so müsse man zwischen der psychischen Symptomatologie des langsam wachsenden Astrocytomes und derjenigen des malignen, rasch wachsenden Medulloblastoms unterscheiden. Im ersten Falle komme es infolge des erhöhten intrakraniellen Druckes zu einer allgemeinen Verlangsamung, zu einer herabgesetzten Aufmerksamkeit, zu einer abnormen Vergeßlichkeit und Antriebslosigkeit. Die Folge bestehe meist darin, daß diese Kinder bald in der Schule versagen. Kinder, die an einem Kleinhirnmedulloblastom erkrankt sind, zeichnen sich oft durch eine auffallende Frische (STOCKERT, BOSTROEM), ja manchmal durch eine gewisse Euphorie aus. In einem scharfen Gegensatz dazu steht der von KESCHNER, BENDER und STRAUSS geschilderte Fall eines Medulloblastoms des Kleinhirnwurmes bei einem achtjährigen Mädchen, welches mit einem depressiven, dysphorischen Zustandsbild nebst körperlichen Symptomen, wie Kopfschmerzen und Erbrechen, einherging. Das Krankheitsbild wurde trotz Spitalabklärung als Psychoneurose verkannt. Das Kind starb wenige Tage später an einem Verkehrsunfall, worauf die Sektion wider Erwarten einen malignen cerebellären Tumor aufdeckte.

Zu den Autoren, die die Seltenheit psychischer Störungen beim Hirntumor im Kindesalter betonen, gehört auch ROBACK, der deshalb die ausführliche Darstellung eines eigenen Falles mit schweren Verhaltensstörungen bei einem fronto-temporalen Tumor als berechtigt betrachtete. Eine prinzipiell gleiche Ansicht vertritt auch FORD. Seiner Meinung nach kommt es meist wegen der raschen Progredienz der neurologischen Ausfallserscheinungen nur selten zu einer typischen Veränderung der psychischen Verfassung des Kindes. Es mag zwar Lokalisationen geben, bei denen psychische Symptome im Rahmen einer uncharakteristischen Demenz in Erscheinung treten können. Apathie, Interesselosigkeit und Reizbarkeit sind dann die häufigsten Symptome. Es handelt sich um unspezifische Erscheinungen, die auch außerhalb einer Tumorerkrankung häufig angetroffen werden. CRITCHLEY fand, daß psychische Symptome, wie Unaufmerksamkeit, Apathie und Somnolenz, parallel zu den Schwankungen des intrakraniellen Druckes auftreten und sprach ihnen jeden lokalisatorischen Wert ab.

L. KANNER vertritt die Ansicht, daß die Diagnostik der Hirntumoren beim Kind hauptsächlich auf den neurologischen Symptomen sowie auf dem Ergebnis der Ventrikulographie beruht. Psychische Symptome sollen zwar nach seinen Angaben häufig in etwa 60—85% aller Fälle vorkommen, aber kein für die Art oder den Sitz des Tumors charakteristisches Gepräge aufweisen. Meistens handle es sich um unspezifische Symptome einer zunehmenden Demenz. Eine gewisse Ausnahme bilde vielleicht der Sitz der Geschwulst im Stirnlappen, wobei das in der Literatur beschriebene Stirnhirnsyndrom auftreten könne.

KESCHNER, BENDER und STRAUSS haben 120 Patienten mit einem infratentoriellen Tumor untersucht, worunter sich 37 Kinder unter 14 Jahren befanden. Nur ein Drittel von ihnen zeigte psychische Veränderungen irgendwelcher Art. Bei 9 Kindern wurden Apathie, Trägheit,

Schläfrigkeit, Unaufmerksamkeit und Konzentrationsschwäche beobachtet. Angst, Depression, Schreianfälle oder motorische Erregung kamen gelegentlich vor, wurden aber nicht als spezifische Folgeerscheinungen des Tumors betrachtet, sondern lediglich als eine Reaktion auf die schwere körperliche Erkrankung angesehen. Umgekehrt sei häufig das andauernde Erbrechen als psychogen verkannt worden.

Schließlich sei noch auf die Untersuchungsergebnisse von LANGFORD und KLINGMANN hingewiesen: diesen Autoren ist es aufgefallen, wie selten Persönlichkeitsveränderungen im Kindesalter geschildert werden. Sie hielten es deshalb für angezeigt, drei eigene Fälle zu beschreiben, bei welchen psychische Symptome im Vordergrund standen, und zwar lange bevor sich neurologische Erscheinungen zeigten, die die Diagnose eines Hirntumors gestattet hätten. Es handelt sich um zwei Kinder mit einem Tumor der hinteren Schädelgrube und um ein drittes mit einem Kraniopharyngeom. Die Hauptsymptome bestanden in einer starken Neigung zur Regression, in einer erhöhten Betriebsamkeit mit clownartigem Benehmen sowie in einer hochgradigen, wahrscheinlich zentralbedingten Anorexie. Die Autoren betrachten diese Erscheinungen keineswegs als spezifisch für einen Hirntumor, sondern als Antwort auf eine schwere körperliche Erkrankung, die als bedrohliche, angsterregende Situation erlebt wurde. Die psychischen Symptome sind in solchen Fällen weit mehr von der Art der Persönlichkeit und von der Geschwindigkeit des Tumorwachstums als von der Lokalisation desselben abhängig. Wenn in der Kindheit weniger oft reaktive Symptome auftreten als später, so hängt dies im wesentlichen mit den Anforderungen der Umwelt zusammen, die ja im allgemeinen beim Kind geringfügiger sind als beim Erwachsenen. Das tumorbedingte Erbrechen konnte psychogen verstärkt werden, wenn das Kind seine mitmenschliche Umgebung ablehnt und wenn es auf diese Weise Aggressionen zur Abreaktion bringen will. Es fällt oft in solchen Situationen nicht leicht, die beiden Wurzeln des Symptoms klar herauszuschälen.

Diese kurze Übersicht der bisherigen Forschungsergebnisse läßt deutlich erkennen, daß unsere gegenwärtigen Kenntnisse der psychischen Erscheinungen bei Hirntumoren im Kindesalter noch unvollständig sind und daß die Beobachtungen der verschiedenen Autoren keineswegs zu übereinstimmenden Ergebnissen geführt haben. So besteht nicht einmal eine einheitliche Meinung im Hinblick auf die Häufigkeit psychischer Symptome. Es scheint lediglich festzustehen, daß bei erhöhtem intrakraniellem Druck eine Bewußtseinstrübung auftreten kann, deren Grad von der einfachen Apathie bis zum Coma reichen kann. Dagegen ist noch keineswegs abgeklärt, ob es ein durch die organische Hirnschädigung bedingtes Psychosyndrom (von nun an

einfach „organisches Psychosyndrom" genannt) im Kindesalter gibt
oder nicht. Sehr spärlich sind auch unsere Kenntnisse im Hinblick auf
das Vorkommen des hirnlokalen Psychosyndroms beim Kinde etwa im
Sinne eines Stirn-, Zwischen- oder Stammhirnsyndroms. Ebenso lücken-
haft ist unser Wissen über die psychischen Spätzustände nach der chirurgischen Exstirpation oder nach der Röntgenbestrahlung eines Hirntumors. Nicht weiter reichen unsere Kenntnisse der psychischen Reaktionsformen auf den verschiedenen Entwicklungsstufen: so ließen
sich in der Literatur z. B. keine Angaben finden über das psychische
Verhalten des Säuglings und des Kleinkindes in den ersten drei
Lebensjahren. Ebenso unerforscht sind die Einflüsse der Tumorerkrankung auf die psychische Entwicklung und speziell auf die normalpsychologischen Entwicklungskrisen (Trotzalter, Pubertät). Diese Tatsachen genügen, um zu zeigen, daß die systematische psychiatrische
Untersuchung einer größeren Zahl von Kindern mit Hirntumoren und
die systematische Auswertung der dabei gewonnenen Befunde einem
brennenden theoretischen Interesse und einem großen praktischen Be-
dürfnis entsprechen.

II. Krankengut und Methodik

Zunächst sei darauf hingewiesen, daß wir den Begriff des Tumors
im engeren, histologischen Sinne gefaßt haben und daß wir mit seltenen Ausnahmen nur Kinder und Jugendliche in unsere Untersuchung
einbezogen haben, bei denen eine echte intrakranielle Neubildung mit
genügender Sicherheit nachgewiesen werden konnte. Kinder, die an
einem raumfordernden intrakraniellen Prozeß anderer Natur (Abszeß,
Haematom, Parasiten) litten, wurden im Rahmen dieser Arbeit nicht
berücksichtigt, denn die Wirkung dieser nicht neoplastischen Prozesse
auf das Gehirn kann nicht ohne weiteres derjenigen echter Tumoren
gleichgesetzt werden (DE AJURIAGUERRA und HÉCAEN). Wir haben deshalb in erster Linie Kinder und Jugendliche untersucht, die im Verlaufe eines Jahres wegen eines Hirntumors auf die neurochirurgische
Universitätsklinik in Zürich aufgenommen wurden oder zu postoperativen Kontrollzwecken die neurochirurgische Poliklinik aufgesucht
haben. Es erschien uns nämlich als bedeutungsvoll, nicht nur eine
Momentaufnahme des psychischen Zustandes tumorkranker Kinder
unmittelbar vor der Operation oder relativ kurze Zeit nachher zu erhalten, sondern einen Längsschnitt durch die psychische Entwicklung
zu gewinnen, welcher wenn möglich noch viele Jahre nach dem therapeutischen Eingriff erfaßt. Es sind deshalb auch einige junge Erwachsene in die Untersuchung mit einbezogen worden, die als Kinder

an einem Hirntumor erkrankt waren. Die psychische Symptomatologie vor dem chirurgischen Eingriff oder vor der Röntgenbestrahlung ließ sich in solchen Fällen aus den Angaben der Krankengeschichten, aus den Schilderungen des Patienten selbst, seiner Angehörigen und weiterer Auskunftspersonen (Lehrer, Anstaltsleiter usf.) in der Regel mit genügender Genauigkeit rekonstruieren. Denn eine Tumorerkrankung wird im allgemeinen von der Umgebung des Kindes als sehr dramatisch und eindrücklich erlebt, so daß auch nach Jahren

Tabelle 1. *Histologische Klassifikation von 102 Hirntumoren im Kindesalter nach Bailey und Mitarbeitern*

A. Neuroepitheliale Geschwülste		76
a) Astrocytoma	30	
b) Medulloblastoma	13	
c) Ependymoblastoma	7	
d) Spongioblastoma	10	
e) Glioblastoma multiforme	7	
f) Oligodendroglioma, Medulloepithelioma, atypische Tumoren	6	
g) Astroblastoma	2	
h) Papilloma chorioideum	1	
B. Mesodermale Geschwülste		16
a) Meningioma	8	
b) Sarcoma	7	
c) Neurinoma	1	
C. Geschwülste der Hypophyse		5
Craniopharyngioma	5	
D. Geschwülste der Epiphyse		5
a) Pinealoma	3	
b) Teratoma	2	
Total		102

genaue konkrete Angaben nicht nur über die körperlichen Symptome, sondern auch über die psychischen Veränderungen erhältlich sind.

Die vorliegende Arbeit stützt sich auf 52 Krankengeschichten (siehe Tabelle 1). Bei 40 Kindern konnte ein Hirntumor histologisch nachgewiesen werden; in 12 weiteren Fällen lag zwar kein histologischer Befund vor; der klinische, röntgenologische, ventrikulographische oder operative Befund war jedoch derart eindeutig, daß vom Neurochirurgen mit hinreichender Sicherheit die Anwesenheit eines Tumors angenommen werden konnte. Vielfach war in diesen Fällen die Anwesenheit der Geschwulst im Verlaufe einer Kraniotomie de visu kontrolliert worden, wobei man aber, um eine Schädigung des Kranken zu vermeiden, auf die Entnahme von Biopsiematerial verzichtet hatte. In lokalisatorischer Hinsicht liegen die Verhältnisse wie in Tabelle 2 dargestellt.

Die Tabelle 3 gibt Auskunft über die histologische Beschaffenheit der Geschwülste. Aus den Tabellen 2 und 3 geht hervor, daß unser Untersuchungsmaterial im großen und ganzen mit ähnlichen Zusammenstellungen der Literatur übereinstimmt. Gewisse Abweichungen mögen zufallsbedingt sein, andere sind auf die Art der Auslese des Materials zurückzuführen. Dieser Faktor dürfte z. B. für die Tatsache maßgebend sein, daß die Zahl infratentorieller Tumoren mit nur rund 40% aller Fälle vertreten sind. Zu den häufigen infratentoriellen Tu-

Tabelle 2.

I. *Infratentorielle Tumoren*

	Knaben	Mädchen	Total
Kleinhirn	11	4	15
Pons	2	3	5
4. Ventrikel	1	1	2
Summe der infratentoriellen Tumoren	14	8	22

II. *Supratentorielle Tumoren*

	Knaben	Mädchen	Total
Stammganglien und 3. Ventrikel	3	4	7
Epiphyse	1	1	2
Hypophyse und Chiasmagegend	5	4	9
Commissuren (Fornix)	1	—	1
Großhirnhemisphären	5	6	11
Summe der supratentoriellen Tumoren	15	15	30
Total aller Tumoren	29	23	52

moren gehören im Kindesalter die Medulloblastome mit infauster Prognose. Da solche Fälle im Rahmen poliklinischer Nachkontrollen infolge der kurzen Überlebenszeit nicht mehr erfaßt werden, erklärt sich, daß der prozentuale Anteil der subtentoriellen Tumoren in unserem Untersuchungsgut etwas kleiner ist, als wenn wir Kinder lediglich in den Anfangsstadien der Erkrankung untersucht hätten.

Was den Untersuchungsgang anbetrifft, so waren wir bestrebt, ein möglichst einheitliches Vorgehen zu wahren. Für den somatischen Befund wurden uns entgegenkommenderweise die Krankengeschichten von der neurochirurgischen Universitätsklinik zur Verfügung gestellt, womit eine nach modernsten Gesichtspunkten durchgeführte Untersuchung gewährleistet war. Der psychiatrische Anteil der Untersuchung wurde in nahezu allen Fällen durch den Schreibenden selbst durchgeführt. Bei allen Kindern vom vierten Jahr an wurden, soweit es die Umstände erlaubten, eine Intelligenzprüfung und ein Formdeutungsversuch nach RORSCHACH vorgenommen und Zeichnungen veranlaßt. Andere Testuntersuchungen, wie die analytischen Fabeln nach DUESS, der Katalogtest nach TRAMER, der KRAEPELINsche Rechenversuch (unter Berücksichtigung der Normwerte für Kinder nach M. ACHTNICH) und die Figures complexes nach REY, gelangten nur bei speziellen Indikationen zur Anwendung.

Tabelle 3. *Histologische Klassifikation des eigenen Untersuchungsgutes*

A. Neuroepitheliale Geschwülste		34
a) Astrocytoma	17	
b) Medulloblastoma	8	
c) Ependymoblastoma	1	
d) Spongioblastoma	—	
e) Glioblastoma multiforme	—	
f) Oligodendroglioma, Medulloepithelioma, atypische Tumoren	2	
g) Astroblastoma	2	
h) Glioma nerv. optici	2	
i) Gangliocytoneuroma	1	
j) Hamarthoma	1	
B. Mesodermale Geschwülste		2
Meningioma	1	
Verkalkter Tumor wahrscheinlich Haemangioma	1	
C. Geschwülste der Hypophyse		3
Craniopharyngioma (dazu noch zwei, die nur makroskopisch gesichert sind)	2	
Adenoma	1	
D. Geschwülste der Epiphyse		0
Pinealocytoma (1 Fall, nur makroskopisch diagnostiziert)		
Teratoma		
E. Destruierendes xanthomatöses Granulationsgewebe		1
Total der histologisch gesicherten Fälle		40

Der Entwicklungsstand von Kleinkindern unter 3 Jahren und von Säuglingen wurde nach den Methoden von GESELL, C. BUEHLER und HETZER bestimmt.

Neben Angaben von Eltern, Verwandten, Lehrern u. dgl. über die frühere Entwicklung des Kindes wurden selbstverständlich auch die laufenden Beobachtungen des Spitalpersonals über dessen Verhalten benutzt. Ein Teil der Kinder wurde zur Nachbehandlung in die hiesige Universitäts-Kinderklinik oder auf die radiotherapeutische Kli-

nik des Kantonsspitals verlegt, wo wir Gelegenheit hatten, sie weiter
zu beobachten [1].

Schon zu Beginn der Untersuchung war klar, daß eine zuverlässige
ätiologische Zuordnung von allfälligen bei unseren Patienten beobachteten Symptomen nur im Rahmen einer eingehenden Erforschung der Persönlichkeit und ihrer ganzen bisherigen Entwicklung
sowie unter einer Würdigung sämtlicher Milieufaktoren möglich sein
sollte.

Die Kriterien, die K. Schneider für die Annahme einer organischen
(d. h. cerebralen) Ursache von psychischen Symptomen aufgestellt hat,
haben eine allgemeine Anerkennung gefunden. Er fordert bekanntlich
die Anwesenheit eines einwandfreien körperlichen bzw. cerebralen
Befundes und die zeitliche Übereinstimmung in der Entwicklung der
somatischen und psychischen Erscheinungen. Ferner soll der Grad der
psychischen Symptome einigermaßen mit der Schwere des körperlichen Prozesses einhergehen. Schließlich wird verlangt, daß ähnliche
psychische Symptome bei anderen Hirnerkrankungen zur Beobachtung
gelangen. Den Merkmalen von K. Schneider möchten wir ein weiteres
hinzufügen: nämlich, daß das beobachtete Symptom oder Syndrom
durch keine andere nachweisbare Ursache hervorgerufen worden ist.
Wir werden noch an gegebener Stelle auf die Bedeutung dieses Postu-
lates zurückkommen und zeigen, daß keines der beobachteten Symptome an sich für einen Hirntumor pathognomisch ist und daß praktisch jedes Symptom auch auf eine andere Weise (Hirnschädigung
anderer Art, Entwicklungsirregularität, reaktive Momente) entstehen
kann.

Die obere Grenze für unsere Untersuchungen haben wir beim voll-
endeten 17. Altersjahr angesetzt, um die Pubertät noch einzubeziehen.
Zwar scheinen die anatomisch-physiologischen Verhältnisse des Schädels bereits vom 14. bis 15. Lebensjahr an sich denjenigen des Erwachsenen anzugleichen, indem z. B. die Nähte von diesem Alter an bei
chronischem Hirndruck nicht mehr gesprengt werden. Ausschlaggeben-
der als die kraniellen scheinen uns die cerebralen Verhältnisse zu sein:
mit guten Gründen kann man annehmen, daß die Hirnfunktionen und
die dadurch bedingten Vorgänge erst während der Pubertät oder sogar im Verlaufe der Adoleszenz ihren vollständigen Reifezustand erreichen. So nimmt man allgemein heute an, daß die intellektuelle Entwicklung in qualitativer Hinsicht mit 16 Jahren zu ihrem Höhepunkt
gelangt. Die Stabilisierung der affektiven Funktionen nach der Puber-
tätskrise erfolgt sogar in der Regel noch einige Jahre später. Somit er-

---

[1] Wir möchten den Herren Professoren Dr. G. Fanconi und H. Schinz für die
Überlassung der einschlägigen Krankengeschichten verbindlich danken.

schien es als angebracht, auch die erste Phase der Adoleszenz in die Untersuchung einzubeziehen, während welcher noch mit einer unreifen, nicht erwachsenen Reaktionsweise von Hirn und Psyche gerechnet werden muß.

III. Ergebnisse der psychiatrischen Untersuchungen nach dem Sitz und nach der histologischen Struktur des Tumors

Wer die anatomischen und funktionellen Veränderungen kennt, die intrakraniell unter dem Einfluß eines sich entwickelnden Hirntumors entstehen, wird sich fragen, ob man diese Vorgänge und die daraus resultierenden Symptome als einen eng umschriebenen und scharf lokalisierten Krankheitsprozeß betrachten darf. Grundsätzlich wird man deshalb guttun, eine Scheidung der lokalen und der allgemeinen Symptome eines jeden Krankheitsbildes vorzunehmen. Dieses Vorgehen beeinträchtigt nämlich in keiner Weise den Wert einer vorerst lokalisatorischen Betrachtungsweise der neurologischen und psychopathologischen Symptomatologie. Man wird im Auge behalten, daß ein Hirntumor von einer bestimmten Größe an nicht nur am Orte seiner Entstehung das normale Hirngewebe durch Druck oder Infiltration schädigt, sondern daß er auch größere und entferntere cerebrale Bezirke — durch fortgeleiteten Druck sowie durch die Störung der Blut- und Liquorzirkulation in Mitleidenschaft ziehen kann. Schon nach relativ kurzer Zeit erweitert sich oft die Tumorerkrankung zu einem Prozeß, an welchem alle intrakraniell gelegene Fromationen des Zentralnervensystems beteiligt sein können. Wenn wir bei diesem ersten Teil der Darlegung unserer Untersuchungsergebnisse trotzdem die Lokalisation des Tumors als Einteilungsmerkmal gewählt haben, so hat dieses Vorgehen seine besonderen Gründe. Den ersten Vorteil hierfür erblicken wir in einer klaren, den üblichen klinischen Bedürfnissen Rechnung tragenden Gliederung der Untersuchungsergebnisse. Die gewählte Art der Darstellung wird es gestatten, die beobachteten psychischen Symptome zu ihren körperlichen Ursachen oder Begleiterscheinungen (Sitz und histologischer Bau der Geschwulst, Hirndruck usf.) in Beziehung zu setzen; zugleich soll sie der Beantwortung von chirurgischen Fragestellungen dienen und die nötigen Unterlagen für die Prüfung der Frage liefern, ob und in welchen Fällen die psychische Symptomatologie für die Lokalisation oder für die Artdiagnose des Tumors von Bedeutung sein kann. Die Gliederung der Symptome und Syndrome nach allgemeinen psycho-pathologischen Gesichtspunkten ist dagegen dem nächsten Abschnitt vorbehalten.

Die ausführliche Darlegung sämtlicher Untersuchungsergebnisse würde bei weitem den Rahmen dieser Arbeit sprengen. Wir werden uns aus Platzersparnisgründen darauf beschränken, die Resultate in zusammenfassender Weise mitzuteilen und lediglich einige Beispiele ausführlicher zu schildern [1].

1. Infratentorielle Tumoren

Es erscheint als zweckmäßig, die 22 Tumoren unseres Krankengutes, die in der hinteren Schädelgrube lokalisiert waren, nach neurologischen Gesichtspunkten in drei Untergruppen aufzuteilen, wobei jede Gruppe einer wohldefinierten nosologischen Einheit entspricht. Diese drei Gruppen umfassen die Geschwülste A. der Kleinhirnhemisphären, B. des Kleinhirnwurmes und des 4. Ventrikels und C. der Brücke. In 17 Fällen lag das Ergebnis einer histologischen Untersuchung vor. Die Anwesenheit des Tumors wurde im Verlaufe der operativen Exploration von vier weiteren Kindern bestätigt; nur in einem Fall wurde die Diagnose auf Grund des klinischen Befundes und der Luftencephalographie als genügend gesichert betrachtet.

A. Geschwülste der Kleinhirnhemisphären
a) Somatischer Befund

Es handelt sich in dieser Gruppe um 9 Kinder (6 Knaben und 3 Mädchen), deren Alter beim Auftreten der ersten Symptome zwischen 3; 11 und 12 Jahren schwankte. Die Kinder befanden sich mehrheitlich im ersten Schulalter. Auch die Natur des Tumors war in dieser Gruppe einheitlich, indem teils solide, teils cystische Astrocytome vorlagen. Nur in einem Fall war die Gutartigkeit des Astrocytoms histologisch nicht ganz sicher.

In einem weiteren Fall wurde ein Astroblastom festgestellt. Dementsprechend bestand in sieben Fällen die Therapie in einer radikalen Exstirpation der Geschwulst. Nur bei 2 Kindern wurde postoperativ zusätzlich eine Röntgenbestrahlung empfohlen, die nur in einem Fall effektiv zur Durchführung gelangte. Die Dauer der Anamnese, nämlich der Zeitspanne zwischen dem Auftreten der ersten tumorbedingten Symptome und der Hospitalisation, betrug einige Monate und nur in einem Fall mehr als ein Jahr. Es ist dabei zu bemerken, daß es in den meisten Fällen schwerfällt, das Auftreten der ersten Symptome zeit-

---

[1] Die Krankengeschichten, die uns als Ausgangsmaterial dienten, können von Interessenten auf der Psychiatrischen Poliklinik für Kinder und Jugendliche in Zürich eingesehen werden.

lich genau zu bestimmen, da dieselben oft wie bei den Kopfschmerzen und beim Erbrechen vieldeutig sind, in ihrer Intensität wechseln und sogar zeitweise (z. B. nach der Sprengung der Schädelnähte) wieder verschwinden können. Außerdem werden nicht selten subjektive Beschwerden von den Kindern aus verschiedenen Gründen verschwiegen. Im weiteren mögen wohl auch im Kindesalter die von Guyer angeführten pathophysiologischen Vorgänge (plötzliche Bildung von Oedem in der Umgebung des Tumors) die Kürze der Anamnese erklären.

Als hauptsächliche Begleiterscheinung des Tumors war in allen Fällen ein erhöhter intrakranieller Druck vorhanden, der sich mit Kopfschmerzen, einer Stauungspapille und den üblichen röntgenologischen Erscheinungen (vertiefte Impressiones digitatae, Sprengung der Schädelnähte, Verdünnung der Occipitalschuppen, Atrophie des Dorsum sellae und der Processus clinoidei) bemerkbar machte. Dazu konnte in einigen Fällen, bei denen zur Sicherung der Diagnose eine Ventrikulographie vorgenommen worden war, ein Occlusivhydrocephalus nachgewiesen werden. Einklemmungserscheinungen der Kleinhirntonsillen kamen in zwei Fällen zur Beobachtung. Sie führten das eine Mal zu einer chronischen Schiefhaltung des Kopfes, die während vieler Monate als Unart eines verwöhnten Kindes mißdeutet wurde, und in einem anderen Falle zu regelrechten cerebellar fits, auf welche später noch zurückgekommen werden soll.

Im allgemeinen war die bekannte neurologische Symptomatologie deutlich genug, um die Diagnose eines Kleinhirntumors zu gestatten und somit auch die Indikation für eine cerebelläre Exploration zu geben. Im Hinblick auf das Verständnis der psychopathologischen Erscheinungen sei an dieser Stelle noch auf die Tatsache hingewiesen, daß in drei Fällen auch neurologische Fernsymptome von seiten des hinteren Längsbündels (Vertikalnystagmus), der hypothalamischen Gegend (Wachstumsverzögerung, Adipositas und Amenorrhoe), des Parietal- und Frontallappens (Störung der Sterognose und Grasping) beobachtet wurden. Bei 7 Kindern war auch ein EEG aufgenommen worden: ausnahmslos lag eine generalisierte Abnormität des Wellenbildes vor, welche mit einem Maximum der Störungen im Occipital- oder im Parietal- oder im Frontalbereich einherging.

b) Psychopathologischer Befund

Bei genauer Befragung ließen sich ausnahmslos in der Anamnese psychische Veränderungen aufdecken. Dieselben weisen kein einheitliches Erscheinungsbild auf (siehe Tabelle 4): 3 Knaben zeigten ein Verhalten, welches vor allem *regressiv* anmutete: sie klammerten sich wieder am Rockzipfel der Mutter an, wurden unselbständig und im vermehrten Maße labil, impulsiv und reizbar. Die Ausdauer beim Spiel und beim Lernen ließ nach. Erscheinungen der Trotzphase, die von einem vierjährigen Knaben soeben überwunden war, wurden reaktiviert, wobei gleichzeitig eine Enuresis nocturna auftrat. Dieses

Tabelle 4. *Psychische Syndrome bei Geschwülsten der Kleinhirnhemisphären*

a) *Präoperativ*

Regressives Syndrom	3
Bewußtseinstrübung	3
Wesensveränderungen und Verstimmungen	3

b) *Postoperativ*

Einfaches Retardierungssyndrom	3
Retardierung und intellektuelle Störungen (inf. organisches Psychosyndrom)	6

Verhalten ging bei fortschreitender Erkrankung in einen Zustand von getrübtem Bewußtsein über, der sich vorerst in einem apathischen und später in einem somnolenten Verhalten dokumentierte. Als Beispiel für eine solche Persönlichkeitsveränderung, die den Verdacht einer reaktiven psychischen Erkrankung aufkommen ließ, möge folgende Krankengeschichte dienen:

Ronald F. (Fall Nr. 3) war beim Eintritt in die neurochirurgische Klinik 8; 4 Jahre alt.

Vorgeschichte: R. stammt aus einer Arbeiterfamilie, die in geordneten Verhältnissen lebt. Der Großvater v.s. ist an einem Magencarcinom gestorben. Ein Onkel v.s. litt an einer chronischen Depression, war alkoholintolerant und nahm sich mit 31 Jahren das Leben. Ein anderer Onkel v.s. leidet wahrscheinlich an einer multiplen Sklerose. Der Vater, der als Maurergehilfe seine Familie durchbringt, fiel bis jetzt in keiner Weise auf. Seine erzieherische Haltung ist nicht besonders differenziert, entspricht aber den landesüblichen Anschauungen. Die Mutter von Ronald ist eine etwas labile, reizbare und pedantische Frau, die vor der Heirat eine kaufmännische Lehre absolviert hatte. Eine fünfjährige Schwester des Probanden hat sich bisher etwas langsam entwickelt.

Geburt und frühkindliche Entwicklung verliefen regelrecht. Der Knabe wurde 3 Monate lang gestillt, lernte mit einem Jahr gehen und sprechen. Er näßte nicht abnorm lang ein. Mit 4 Jahren machte er eine ziemlich heftige Trotzphase durch, während welcher sich somnambule Zustände einstellten, die nach einigen Monaten spontan wieder verschwanden. Ronald trat mit 7 Jahren in die Schule ein, zeigte sich als gleichmäßiger, ordentlich begabter Schüler. Im Vorschulalter hatte er lediglich Masern und Keuchhusten komplikationslos überstanden.

Jetziges Leiden: Im Alter von 8 Jahren erkrankte er an Varizellen; anschließend traten Erbrechen und heftige Kopfschmerzen auf, so daß der Hausarzt eine Varizellenencephalitis vermutete. Die sofort vorgenommene Lumbalpunktion ergab völlig normale Verhältnisse. In den folgenden Wochen klagte Ronald über anfallsweise auftretende Schmerzen in der Hinterhauptgegend sowie über eine vorübergehende Sehschwäche. Wiederholte neurologische und ophthalmologische Kontrollen verliefen vollkommen negativ, so daß schließlich eine Migräne angenommen wurde. Diese Diagnose wurde scheinbar durch die erfolgreiche Anwendung von Dihydroergotamin bestätigt.

Parallel zu den geschilderten körperlichen Erscheinungen waren auch psychische Symptome aufgetreten: der Knabe büßte allmählich sein aufgewecktes, frohes und selbständiges Wesen ein. Er verlor die Freude am Spiel und das Interesse an der Schule. Er war bald apathisch und teilnahmslos, bald sehr gereizt oder dysphorisch verstimmt. Wie ein kleines Kind wollte er die Nähe der Mutter nicht mehr missen. Gleichzeitig traten auch Zustände von Pavor nocturnus auf. Die Mutter hatte den Eindruck, daß der Kleine einen geistigen Abbau erfahre, daß er zu einem kleinen Trottel werde. Damals wurde eine kinderpsychiatrische Abklärung vorgenommen, welche keinen Anhaltspunkt für eine reaktive, umweltsbedingte Störung ergab und den Verdacht einer endogenen Erkrankung aufkommen ließ.

In den folgenden Wochen stellte sich eine Unsicherheit beim Gehen ein. Die Sehstörungen nahmen weiter zu. Eine neue Kontrolluntersuchung beim Augenarzt erlaubte 3 Monate nach Krankheitsbeginn die Entstehung von beidseitigen Stauungspapillen zu beobachten. Darauf folgte sofort die Einweisung in die neurochirurgische Klinik.

Befund: Am Vorliegen von Stauungspapillen bestand kein Zweifel. Man stellte außerdem eine Nackensteifigkeit und ein deutliches, vorwiegend linksseitiges cerebelläres Syndrom fest. Die Röntgenaufnahmen des Schädels zeigten vertiefte Impressiones digitatae, eine Sprengung der Koronarnaht, aber eine intakte Sella. Im EEG bestand eine generalisierte Abnormität mit ausgesprochenen Funktionsstörungen im linken Occipitalbereich.

Operation: Bei der linksseitigen Kleinhirnexploration (Prof. Dr. KRAYENBÜHL) wurde ein etwas mandarinengroßes, teils solides, teils cystisches Astrocytom radikalexstirpiert. Der erhöhte intrakranielle Druck trat bei der Operation deutlich in Erscheinung: die Dura war stark gespannt; bei der Punktion des rechten Seitenventrikels spritzte der Liquor unter hohem Druck heraus. Beide Hirntonsillen waren tief in das Foramen occipitale magnum hineingepreßt. Der Tumor lag subkortikal in der mächtig erweiterten linken Kleinhirnhemisphäre und war scharf begrenzt. Er reichte nach oben bis zum Tentorium und medialwärts bis an die Wand des 4. Ventrikels. Aus der Cyste wurden 13 cm³ einer bernsteingelben Flüssigkeit aspiriert. Der solide Anteil des Tumors war 26 g schwer.

Postoperativer Verlauf: Während des 2½ wöchigen postoperativen Spitalaufenthaltes kam es vorübergehend infolge einer meningealen Reizung zu Verwirrtheitszuständen. Am Tage der Entlassung, 2½ Wochen nach der Operation, waren die Stauungspapillen und das cerebelläre Syndrom im Rückbildung begriffen. Psychisch machte der Knabe einen weinerlichen, kleinkindlichen Eindruck. Im Gegensatz zu vielen anderen Kindern hatte er stark unter Heimweh zu leiden.

Eine psychiatrische Kontrolluntersuchung, welche 5 Jahre später vorgenommen wurde, als Ronald 13; 8 Jahre alt war, zeigte, daß auf intellektuellem Gebiet eine erhebliche Konzentrationsschwäche und eine pathologische Ermüdbarkeit bestanden. So konnte beim gut begabten Knaben (I. Q. nach BINET-SIMON-TERMAN 1,15) die Intelligenzprüfung wegen Ermüdungserscheinungen nicht ohne Unterbrechung zu Ende geführt werden. In charakterlicher Hinsicht zeigte RONALD ein noch sehr infantiles Verhalten, obwohl er sich körperlich in der Pubertät befand. Er war stark an die Eltern und vornehmlich an die Mutter gebunden und hatte nur wenig Interessen für gleichaltrige Mädchen. Seine Lektüre bestand bis vor kurzem in Märchen. Seine Aktivität schwankt zwischen einem passiven, scheinbar trägen Verhalten und einem kindlich-ungehemmten Auftreten. Auch der Formdeuteversuch nach RORSCHACH läßt auf eine noch sehr infantile, egozentrisch-impulsive

Affektivität schließen. Bezeichnend für den Entwicklungsrückstand ist das Überwiegen der FbF- und Fb-Deutungen im Vergleich zu den FFb-Antworten, wobei das Vorkommen reiner Fb-Antworten in diesem Alter als pathologisch zu betrachten ist. Unter den B-Deutungen kommen mehrheitlich Tierkineasthesien vor, was ebenfalls für eine Retardierung der affektiven Entwicklung spricht. Körperlich, dies sei nebenbei erwähnt, geht es dem Knaben ausgezeichnet. Die cerebellaren Erscheinungen waren bis auf einige leichte Restsymptome verschwunden.

Der geschilderte Krankheitsverlauf ist in mancher Hinsicht aufschlußreich. Einmal ist zu bemerken, daß die ersten Symptome nach einer Infektionskrankheit, nämlich nach Varizellen, aufgetreten sind. Es handelt sich um ein nicht seltenes Zusammentreffen, auf welches wir noch im Abschnitt über die Psychopathologie zurückkommen werden und welches geeignet ist, diagnostische Irrtümer aufkommen zu lassen. Ferner erscheint die Tatsache wichtig, daß die ersten körperlichen Symptome (Kopfweh, Erbrechen, amblyopische Attacken) zwar verdächtig, aber für einen Tumor keineswegs beweisend waren. Die Annahme, es handle sich um psychogene Störungen, lag um so näher, als der Knabe gleichzeitig eine erhebliche Persönlichkeitsveränderung im Sinne der *Regression* aufwies, wobei sogar ein Pavor nocturnus auftrat. Prämorbid war die psychische Entwicklung des Knaben durch somnambule Episoden während der Trotzphase gekennzeichnet, was zusammen mit den hereditären Verhältnissen die Vermutung einer konstitutionell bedingten verminderten psychischen Tragfähigkeit für psychische Belastungen aufkommen läßt. Eine Verzögerung der Entwicklung lag prämorbid jedoch nicht vor. Es scheint somit, daß die Regression und später die erhebliche *Retardierung* der psychischen Entwicklung auf die Tumorerkrankung zurückzuführen sind. Auf intellektuellem Gebiet ist in quantitativer Hinsicht ein erhebliches Leistungsdefizit entstanden. Qualitativ sind die intellektuellen Funktionen durchaus dem Alter entsprechend entwickelt. Die pathologische Ermüdbarkeit, die z. B. schon nach 45—60 Minuten Arbeit zu einer abnormen Senkung der Selbstkontrolle und zu massenhaften Flüchtigkeitsfehlern führt, gestattet dem Knaben nicht, seine Möglichkeiten voll auszunützen. Pathologische Ermüdbarkeit und Konzentrationsschwäche deuten auf die organische Ursache des Zustandbildes hin. Außerdem weist die Affektivität des Knaben nicht nur die Merkmale der Retardierung, sondern auch diejenigen einer Enthemmung sowie die Zeichen einer Störung der Antriebe (Apathie) auf, wie sie häufig bei cerebralen Schädigungen anderer Genese angetroffen werden.

Stand präoperativ, wie wir es soeben gesehen haben, bei einem Drittel der Kinder mit einem Astrocytom der einen Kleinhirnhemisphäre eine psychische Regression im Vordergrund, so waren bei einem weiteren Drittel *Störungen des Bewußtseins* führend. Hier sind zwei Kinder zu erwähnen, die an klassischen „cerebellar fits" litten.

So stellten sich nach einer Lumbalpunktion bei einem 9; 6jährigen Mädchen mit einem walnußgroßen, z. T. cystischen Astrocytom der rechten Kleinhirnhemisphäre bedrohliche Einklemmungserscheinungen der Kleinhirntonsillen ein, die zu akuten Bewußtseinsverlusten führten. Im Intervall war das Kind apathisch bis somnolent und vermochte nicht wieder zu klarem Bewußtsein zu gelangen, bis unter dem Einfluß einer Ventrikeldrainage sich das körperliche und psychische Befinden erheblich besserte.

In einem anderen Fall traten vorerst *deliriöse Episoden* auf, deren Natur nicht sofort ermittelt werden konnte. Der zwölfjährige Gymnasiast (Fall Nr. 5) litt anfallsweise an Schmerzen im Hinterkopf, Erbrechen, Nackensteifigkeit und Bewußtseinstrübungen, für welche nachher eine Amnesie bestand. Im Intervall war das Kind matt, apathisch und weniger ansprechbar als vorher, was in einem grellen Kontrast zu seinem sonst aufgeweckten und intelligenten Wesen stand. Stauungspapillen, ein vorwiegend rechtsseitiges cerebelläres Syndrom und die röntgenologischen Zeichen eines chronisch erhöhten Hirndruckes klärten beim Klinikeintritt den Sachverhalt auf.

Es handelt sich bei den cerebellar fits um bekannte Tatsachen, weshalb eine summarische Wiedergabe der eigenen Untersuchungsergebnisse genügt. Immerhin dürfte es gerechtfertigt sein, den Sonderfall eines Knaben zu erwähnen, bei welchem sich schon zu Beginn der Erkrankung Zustände von ein- bis mehrstündiger Bewußtlosigkeit einstellten, und zwar ohne daß dabei das klassische Syndrom der Tonsilleneinklemmung vorgelegen hätte.

Das 9; 1jährige Kind (Fall Nr. 2) klagte seit einigen Monaten über Kopfweh, Erbrechen und Schwindelgefühl. Sein Gang wurde allmählich unsicher und breitspurig. Die Zustände längerer Bewußtlosigkeit traten manchmal zusammen mit Kopfschmerzen oder nach einer Brechattacke oder ohne Prodromi auf. Die spätere klinische Abklärung zeigte, daß ein größeres, ungefähr sphärisches cystisches Astrocytom (welches ca. 4 cm im Durchmesser maß und in der linken Kleinhirnhemisphäre vorgefunden wurde) durch Druck auf das Tentorium und das Mittelhirn einen Vertikalnystagmus hervorgerufen hatte.

Dieser Befund legt die Vermutung nahe, daß der Bewußtseinsverlust nicht oder jedenfalls nicht ausschließlich als Folge des erhöhten intrakraniellen Druckes entstanden war, sondern daß er als lokales Symptom durch unmittelbaren Druck auf die Substantia reticularis des Hirnstammes (MAGOUN, BREMER, MORUZZI, JASPER, LEBEAU) zustande gekommen war.

Im restlichen Drittel der Fälle lagen weder eine Regression noch eine Bewußtseinsstörung vor, sondern eine unspezifische *Veränderung der Persönlichkeit*. Ein 9; 9jähriges Mädchen zeigte ein labiles, gereiztes, unverträgliches Wesen, so daß Kopfschmerzen, Erbrechen und schiefe Kopfhaltung während längerer Zeit als Unarten eines verzogenen Kindes mißdeutet wurden. Ein anderes 7; 1 Jahre altes Mäd-

chen litt monatelang an einer dysphorisch-weinerlichen Verstimmung.
Schließlich stellten sich bei einem 14jährigen Mädchen eine Amenorrhoe, eine Adipositas und eine pathologische Antriebsarmut ein, die
sich nachträglich als Druckwirkung auf den Boden des 3. Ventrikels
erklären ließen.

Die Kontrolluntersuchungen, die in einem zeitlichen Abstand von
1½ bis zu 8 Jahren nach der operativen Exstirpation vorgenommen
wurden, haben über *den weiteren Verlauf* der psychischen Entwicklung
Aufschluß erteilt. Das Resultat ist insofern bei allen Fällen überein-
stimmend, als ausnahmslos eine mehr oder weniger ausgeprägte Verzögerung der psychischen Ausreifung gefunden wurde, wie dies schon
am Falle von RONALD gezeigt worden ist. Das Alter des Kindes scheint
für das Zustandekommen der Entwicklungshemmung keine wesentliche Rolle zu spielen, indem jüngere und ältere Kinder davon betroffen waren. Dem präoperativen Zustandsbild scheint ebenfalls keine
entscheidende Bedeutung zuzukommen, indem nicht nur diejenigen
Kinder, die vor dem Eingriff eine Entwicklungsretardierung oder gar
eine Regression aufwiesen, sondern auch die anderen, bei denen hauptsächlich eine Bewußtseinstrübung oder eine Wesensveränderung (Reizbarkeit, depressiv-dysphorisches Verhalten, Apathie etc.) vorlag, nach
Jahren ebenfalls einen Entwicklungsrückstand aufwiesen. Allen Kindern gemeinsam waren lediglich der erhöhte intrakranielle Druck sowie elektroencephalographische und gelegentlich auch neurologische
Anzeichen einer gestörten Rindenfunktion.

Das Retardierungssyndrom wurde in drei Fällen als Entwicklungshemmung der affektiven Sphäre ohne zusätzliche Beteiligung der
Intelligenz angetroffen. Bei sechs Kindern zeigten sich daneben noch
erhebliche Störungen der intellektuellen Funktionen. So bestanden bei
einem überdurchschnittlich begabten Gymnasiasten während rund drei
Jahren nach der Operation eines großen Astrocytoms der rechten Kleinhirnhemisphäre Lernstörungen, die sich besonders bei der Memorisa-
tion des Vokabulars der alten Sprachen bemerkbar machten. Die Leistungen in Fächern, die an das Gedächtnis kleinere Anforderungen
stellten, blieben dagegen wesentlich besser. Die mnestische Schwäche
bildete sich in diesem Falle langsam zurück, so daß Pat. allerdings
nicht ohne Mühe bis zur Maturität gelangte. Heute sind noch Spurensymptome vorhanden.

Erhebliche Lernstörungen hatte auch ein Knabe (Fall Nr. 4), der mit 10 Jahren
wegen eines cystischen Astroblastoms der linken Kleinhirnhemisphäre operiert
wurde. (Eine Nachbestrahlung fand nicht statt.) Während er vor der Erkrankung
ein guter, gleichmäßiger Schüler war, ließen seine Leistungen nachher in hohem
Maße nach. Seine Aufnahmefähigkeit für neuen Stoff war außerordentlich schwan-
kend, bald für kurze Zeit unter stärkstem Einsatz relativ gut, bald wieder ganz
ungenügend. Seine Ermüdbarkeit war enorm groß, so daß ihm schon nach kurzer

intellektueller Betätigung zahlreiche Flüchtigkeitsfehler unterliefen. Da er sich in der Kirche als Ministrant betätigte, mußte er auch lateinische Gebete auswendig lernen, was ihm nur mit äußerster Mühe und nach langer Zeit gelang. Beim Kopfrechnen geriet er ins Hintertreffen, da er, wie von Lehrer und Mutter bestätigt wurde, immer wieder die Zwischenlösungen vergißt. Parallel zu diesen Gedächtnisstörungen hat auch die Affektivität eine Veränderung erfahren im Sinne einer Labilisierung, einer erhöhten Reizbarkeit und Impulsivität. Die anamnestischen Angaben fanden bei der psychiatrischen Kontrolle eine volle Bestätigung: so versagte der sonst intelligente, 11;8 Jahre alte Knabe bei Merkfähigkeits- und Gedächtnisprüfungen schon auf der Stufe des zehnten Jahres (nach BINET-SIMON-KRAMER), indem er nicht imstande war, sich fünfstellige Zahlen zu merken oder 26silbige Sätze nachzusprechen. Auch das visuelle Gedächtnis erwies sich eindeutig als herabgesetzt, indem Pat. nicht fähig war, Perlen nach kurzer Exposition einer Vorlage in richtiger Anordnung aufzureihen oder die geometrischen Figuren des 12. Altersjahrs fehlerfrei aus dem Gedächtnis zu produzieren. Daneben waren gute Lösungen zu verzeichnen bei Aufgaben, die an die mnestischen Funktionen geringere Ansprüche stellen, dafür aber mehr an das abstrahierende oder kombinatorische Denken appellieren.

c) Zusammenfassung und Schlußfolgerungen

Die Tumoren der Kleinhirnhemisphären bilden in klinischer und histologischer Hinsicht eine geschlossene Gruppe. Die psychopathologischen Erscheinungen waren dagegen keineswegs einheitlich. Psychische Symptome fehlten zwar bei genauer Untersuchung nie. *Präoperativ* lagen je in einem Drittel der Fälle vorwiegend Bewußtseinsstörungen, ein regressives Syndrom oder Wesensveränderungen anderer Natur (labiles, reizbares oder depressiv-dysphorisches Verhalten). Es kam öfters vor, daß die psychischen Symptome im Vordergrund des klinischen Bildes standen und den neurologischen Symptomen vorauseilten.

Die hier beobachteten psychischen Symptome sind für einen Hirntumor und speziell für eine Geschwulst der Kleinhirnhemisphären keineswegs charakteristisch. Ihnen kommt somit in der neurologischen Diagnostik nur eine untergeordnete Bedeutung zu. Die Kenntnis der psychischen Syndrome ist um so wertvoller für die kinderpsychiatrische Diagnostik: psychoreaktiv ungenügend motivierte Regressionen und Persönlichkeitsveränderungen, die oft von Sekundärerscheinungen, wie Enuresis nocturna und Pavor, begleitet werden, Trübungen des Bewußtseins auch leichtesten Grades im Sinne der Apathie und des herabgesetzten Biotonus sind verdächtig auf einen cerebralen Prozeß und speziell auf die Entwicklung eines Hirntumors und lassen somit eine gründliche somatische Abklärung als unerläßlich erscheinen.

Postoperativ wurde in allen Fällen eine Verzögerung der psychischen Entwicklung im Sinne eines *Retardierungssyndroms* gefunden, wobei hauptsächlich die Affektivität betroffen war. Sodann litten zwei Drittel der Kinder zusätzlich an intellektuellen Störungen in Form einer herabgesetzten Lernfähigkeit (Konzentrationsschwäche, Verminderung der Merkfähigkeit und des Frischgedächtnisses). Da nur in einem Fall eine Röntgenbestrahlung stattgefunden hat, ist mit großer Wahrscheinlichkeit im Retardierungssyndrom der psychische Ausdruck der chronischen, diffusen Hirnschädigung namentlich durch den chronischen Hirndruck zu erblicken. Selbstverständlich mahnt die relativ kleine Zahl der Untersuchungen zur Vorsicht im Hinblick auf verallgemeinernde Schlußfolgerungen. Abgesehen von der Möglichkeit der Überprüfung der Resultate an einem größeren Material, wird es angebracht sein, die psychische Symptomatologie der Geschwülste der Kleinhirnhemisphären mit derjenigen der Tumoren anderer Lokalisation sowie mit den psychopathologischen Erscheinungen bei diffuser Hirnschädigung anderer Natur zu vergleichen. Dies soll im Abschnitt über die allgemeine Psychopathologie geschehen. An dieser Stelle sei an die Untersuchungen von GUYER erinnert, der 50 Fälle mit Kleinhirnastrocytom aus der Zürcher neurochirurgischen Klinik untersuchte und bei 10% der Fälle ein organisches Psychosyndrom oder Verstimmungen fand. Sein Krankengut umfaßt nahezu ebenso viele Erwachsene wie Kinder und Jugendliche, weshalb seine globalen Angaben für die Häufigkeit psychischer Störungen im Kindesalter nicht verbindlich sind. — Außerdem sind unseres Wissens in dieser Arbeit keine systematischen kinderpsychiatrischen Untersuchungen vorgenommen worden.

B. Geschwülste des Kleinhirnwurmes und des 4. Ventrikels

a) Somatischer Befund

Diese Geschwülste bilden wiederum in somatischer Hinsicht eine geschlossene Gruppe: histologisch handelt es sich meist um Medulloblastome. In unserem Untersuchungsgut waren sechs sichere Medulloblastome zu verzeichnen, während bei den zwei anderen Tumoren Übergangsformen zwischen einem Astrocytom und einem Medulloblastom vorlagen. Die Bösartigkeit dieser Geschwülste äußerte sich in beiden Fällen mit einem infiltrativen Wachstum und einer Neigung zur Metastasierung. Das Alter beim Auftreten der ersten Symptome schwankte zwischen 4 Monaten und 10 Jahren. Es handelt sich somit um jüngere Kinder als bei den Tumoren der Kleinhirnhemisphären. Die Dauer der Anamnese betrug bei den sicheren Medulloblastomen nur 1—2 Monate. Sie war etwas länger bei den erwähnten beiden Übergangsformen. In allen Fällen waren die Anzeichen eines gesteigerten intrakraniellen Druckes vorhanden. Hinzu kamen Symptome von seiten des Kleinhirnwurmes (Rumpfataxie) der Kleinhirnhemisphären (Hypotonie, Ataxie und Dysmetrie der Extremitäten) und einzelner Hirnnerven. Das EEG zeigte in vier Fällen eine generalisierte Abnormität und in zwei Fällen keinen sicheren pathologischen Befund. — Die Therapie bestand regelmäßig in einer cerebellären Exploration und Dekompression mit einer nachfolgenden Röntgenbestrahlung.

b) Psychopathologie

Es ist auch bei diesen Tumoren zweckmäßig, zwischen den psychopathologischen Erscheinungen im Frühstadium der Krankheit und denjenigen späterer Stadien zu unterscheiden. Einen Überblick über die Untersuchungsresultate gibt Tabelle 5.

Tabelle 5. *Psychopathologischer Befund bei Tumoren des Kleinhirnwurmes des 4. Ventrikels*

a) *Frühsymptome*

Bewußtseinstrübung (ohne Einklemmungserscheinungen)	2
Regressives Syndrom (inkl. Nässen, Pavor nocturnus, Reaktivierung der Trotzphase)	3
Symptomfrei	3

b) *Spätsymptome* (meist nach cerebellärer Dekompression und Röntgenbestrahlung)

Chronische Bewußtseinstrübung	1
Entwicklungsretardierung	3
Organisches Psychosyndrom und organische Demenz	3
Symptomfrei	1

Obwohl der intrakranielle Druck ausnahmslos erhöht war, waren präoperativ nur zwei Fälle zu finden, bei denen eine *Bewußtseinstrübung* im Vordergrund des psychopathologischen Bildes stand. So traten bei einem 4; 7 Jahre alten Mädchen (Fall Nr. 11) nach einer sechswöchigen Anamnese neben Erbrechen, Schielen, Rumpfataxie mit Falltendenz nach links wiederholte kurze, etwa 10 Minuten dauernde Bewußtseinsverluste auf. Im Intervall hellte sich das Bewußtsein jeweilen wieder vollständig auf; es bestanden auch keine Anhaltspunkte für eine nur leichte Trübung des Sensoriums im Sinne einer Apathie oder einer verminderten Ansprechbarkeit. Die Operation, die kurz darauf vorgenommen wurde (PD. Dr. G. Weber), deckte ein zapfenartiges Medulloblastom des 4. Ventrikels auf, welches bis zum Atlasbogen reichte. Der Liquorabfluß aus dem Foramen Magendii war nicht vollständig gesperrt. Es bestand keine Einklemmung der Kleinhirntonsillen.

Schwere Regressionen wurden bei zwei Kleinkindern und bei einem Säugling beobachtet:

Vorgeschichte: Ulrich H. (Fall Nr. 13) war 4; 2 Jahre alt bei seinem Eintritt in die neurochirurgische Klinik. Er ist das einzige Kind alter Eltern (Vater 62 Jahre, Mutter 42 Jahre alt bei der Geburt). Drei Kinder aus einer ersten Ehe der Mutter haben sich unauffällig entwickelt. Ulrich wurde nach einer komplikationslosen Schwangerschaft am Termin ohne Zwischenfälle geboren. Er konnte nicht gestillt werden. In körperlicher Hinsicht war er von Anfang an etwas schwächlich, litt wiederholt an Infektionen und mußte deshalb schon während des ersten Lebensjahres hospitalisiert werden. Er lernte erst mit 10 Monaten sitzen und mit 1½ Jahren gehen. Er begann aber schon mit 1 Jahr zu sprechen und näßte mit 1½ Jahren nicht mehr ein. Etwa mit 2 Jahren traten die ersten, zunächst noch mäßigen Trotzerscheinungen auf.

Jetziges Leiden: Im Verlaufe des 3. Jahres wurde der Gang unsicher und das Kind begann zu schielen. Etwa gleichzeitig stellten sich schwere Anfälle von Pavor nocturnus ein, die zu einer erneuten Hospitalisation führten. In der Klinik dachte man zuerst wegen der ängstlich-abweisenden Art des Kindes an eine FEERsche Neurose, deren Symptome jedoch auf körperlichem Gebiet nicht vorhanden waren. — Während der nächsten Monate wurde das Kind noch reizbarer, bösartiger, trotziger. Es begann die Mutter zu schlagen. Die psychische Labilität und Reizbarkeit waren besonders ausgeprägt, wenn das Kind jeweilen über Kopfschmerzen klagte. Später stellte sich auch Erbrechen ein.

Befunde: Die Untersuchung der neurochirurgischen Klinik ergab einen vergrößerten Kopf (Umfang 53 cm), offene Nähte, Scheppern sowie im Röntgenbild eine Atrophie der Hinterhauptschuppe und des Dorsum sellae. Stauungspapillen fehlten. Dagegen bestand eine Abducensparese beidseits, eine Ataxie von Rumpf und Gliedmaßen, ein Nystagmus und eine zentrale Vestibularisstörung.

Operation: Die cerebelläre Exploration, die am 24. 6. 54 (Prof. Dr. H. KRAYENBÜHL) vorgenommen wurde, bestätigte die erhebliche Erhöhung des Liquordruckes und deckte einen graurötlichen Tumor auf, der vom Kleinhirnwurm ausging und in der Tiefe die lateralen Wände und den Boden des 4. Ventrikels infiltrierte. Eine Radikaloperation war nicht möglich. Es gelang nur die Entfernung von etwa einem Drittel des Tumors. Da das Foramen Magendii durch den Tumor blockiert war, wurde eine Ventrikeldrainage nach TORKILDSEN angelegt.

Verlauf: Das Kind erholte sich gut und konnte am 29. 7. 54 aus der Klinik entlassen werden. Es bestand damals eine generalisierte Hypotonie der Muskulatur, eine diskrete Ataxie der Extremitäten, jedoch eine sehr starke Rumpfataxie. Im Verlaufe eines Monates erhielt das Kind dann eine Röntgenbestrahlung (Totaldosis von 6000 r/l). Im Oktober traten jedoch Schluck- und Sprachstörungen auf, so daß eine Progredienz des Tumorwachstums angenommen werden mußte. Deshalb wurde nochmals bestrahlt, und zwar mit 4000 r/l innert Monatsfrist. Die bulbären Symptome haben sich darauf zurückgebildet und der körperliche Zustand ist stationär geblieben.

Die psychiatrische Kontrolluntersuchung, die etwa ein Jahr später vorgenommen wurde, ergab einen erheblichen Entwicklungsrückstand. In intellektueller Hinsicht beträgt dieser nach BIÄSCH rund 1 Jahr (I. Q. 0,85). Auffallend waren die hochgradige motorische Unruhe und das sehr geringfügige Konzentrationsvermögen, welches mit einer stark erhöhten Ablenkbarkeit gepaart war. Das Kind war außerordentlich ängstlich und wollte die Mutter kaum aus den Augen lassen. Im Sandkasten und mit dem Scenomaterial spielte es in ganz primitiver Weise, obwohl es zu Hause die spielerische Förderung nicht entbehren mußte. Zeichnerisch steht es noch auf der Stufe des Kopffüßlers.

Ulrich ist ein Kind, welches sich motorisch im ersten Jahr etwas verzögert hat. Die Ausreifung der üblichen Funktionen (Sprache, Beherrschung von Blase und Mastdarm) verlief dagegen regelrecht. Die Symptome der beginnenden Trotzphase machten sich früh bemerkbar. Von einem konstitutionell bedingten Infantilismus kann also prämorbid nicht die Rede sein. Gerade zu Beginn der Trotzphase setzten im 3. Lebensjahr die ersten körperlichen Symptome des Tumors ein (Gangstörung, Schielen). Allmählich traten auch Kopfschmerzen auf. Gleichzeitig veränderte sich das psychische Verhalten des Kindes; die Trotzerscheinungen nahmen ein exzessives Maß an und gingen mit einem Pavor nocturnus einher. Äußere Ursachen ließen sich für dieses veränderte Verhalten nicht auffinden, so daß es naheliegt, zunächst die Steigerung und die erhebliche Verlängerung der Trotzphase mit dem Kleinhirntumor in Zusammenhang zu bringen. Unter dem Einfluß der Erkrankung waren die Trotzerscheinungen, die mit 2—3 Jahren eingesetzt hatten, mit 5 Jahren noch nicht überwunden. Bemerkenswert ist außerdem die Tatsache, daß die affektive Ausreifung eine viel stärkere Störung erfahren hat als diejenige der Intelligenz.

Einen noch schwereren Grad der Entwicklungsstörung weisen die beiden nächsten Kinder auf:

Vorgeschichte: Werner S. (Fall Nr. 10) war 2; 10 Jahre alt, als er zur Kraniotomie in die neurochirurgische Klinik eingewiesen wurde. Er stammt aus einfachen bäuerlichen Verhältnissen. Erbleiden sind in der Familie nicht bekannt. Schwangerschaft, Geburt und die Entwicklung in den ersten 2½ Lebensjahren verliefen regelrecht. So konnte z. B. das Kind mit 1 Jahr allein stehen und gehen. Kurz darauf lernte es auch sprechen. Mit 1½ Jahren näßte es nicht mehr ein. Eine jüngere Schwester hat sich ebenfalls bis jetzt störungsfrei entwickelt.

Jetziges Leiden: Der Knabe erkrankte im Oktober 1955 mit 2; 9 Jahren. Zunächst war er vermehrt schlafbedürftig; 14 Tage später begann er zu erbrechen, und zwar meistens morgens in nüchternem Zustand. Die Apathie nahm zu; das Kind verlor die Lust am Spiel, wollte nicht mehr neben dem Vater auf dem Traktor sitzen, was es bisher mit Vorliebe getan hatte. Etwa gleichzeitig stellten sich auch Anfälle von Pavor nocturnus ein. Der Knabe kam in ein Landspital, wo man zuerst an eine Meningitis dachte. Der psychische Zustand des Kindes verschlimmerte sich zusehends: es verlor allmählich die Sprache, erkannte die Eltern nicht mehr und begann, wieder einzunäßen.

Darauf wurde W. in die Zürcher neurochirurgische Klinik transferiert, wo man einen vergrößerten Kopfumfang (53 cm), ein Klaffen der Coronarnaht, eine starke Nackensteifigkeit, eine allgemeine Muskelhypotonie mit nur schwachen, aber symmetrischen Sehnenreflexen feststellte. Im Schädelröntgenbild waren vertiefte Impressiones digitatae zu sehen. Das EEG deckte eine generalisierte Abnormität in Form von Fernwirkungen im Frontal- und Occipitalbereich auf. Der Befund ließ auf eine schwere Störung des Hirnstammes schließen.

Werner lag präoperativ passiv in seinem Bettchen, ohne einen schwereren Grad von Bewußtseinstrübung aufzuweisen. Er verfolgte vorgehaltene Gegenstände mit den Augen, griff jedoch nicht nach ihnen. Gab man ihm ein Spielzeug in die Hand, z. B. einen kleinen Hund, so führte er diesen in den Mund und kaute etwas daran wie ein halbjähriger Säugling. Er lächelte, wenn ihm die Wange gestreichelt wurde, schien aber das gesprochene Wort nicht zu verstehen. So gab er die Hand auf die verbale Aufforderung nicht, ahmte jedoch die Gebärde sofort nach.

Bei der *Operation*, welche am 9. 11. 55 vorgenommen wurde (PD. Dr. G. WEBER) kam ein etwa kugeliges, 2,5 cm im Durchmesser messendes Medulloblastom des 4. Ventrikels zum Vorschein, welches beide Kleinhirntonsillen auseinanderdrängte, einen Tiefstand derselben jedoch nicht bewirkt hatte. Der Tumor verlegte das Foramen Magendii und hatte eine erhebliche Steigerung des Liquordruckes hervorgerufen. Der Tumor war mit dem Boden des 4. Ventrikels in der Gegend der Striae medullares und des Calamus scriptorius sowie mit den Kleinhirntonsillen verwachsen. Trotzdem gelang eine subtotale Entfernung desselben. Dazu war allerdings die Spaltung des Wurmes auf einer Länge von ca. 1,5 cm nötig.

Verlauf: Postoperativ trat ein pneumonisches Infiltrat im rechten Oberlappen auf, welches ohne Schwierigkeiten beherrscht werden konnte. Außerdem entwickelte sich eine Hemiparese der rechten Körperseite unter Beteiligung des rechten Facialis. Das Bewußtsein des Kindes hellte sich relativ rasch auf. Dagegen blieb das passive, säuglingshafte Verhalten weiter bestehen. Gab man ihm Klötzchen in die Hand, so steckte er dieselben lediglich in den Mund.

Am 25. 11. 55 konnte mit der Röntgenbestrahlung begonnen werden. 3 Wochen später änderte sich allmählich das Verhalten des Knaben. Er wurde etwas lebhafter, schien die Personen seiner Umgebung zu erkennen und versuchte zu sprechen, wobei er nur kleinkindliche Lallaute hervorbrachte. Das Nässen und die rechtsseitige Hemiparese bildeten sich nicht zurück. Eine Woche später hatte die spontane Aktivität des Knaben weiter zugenommen. Er fing an, mit einem kleinen Bären zu spielen und zeigte von nun an ein lebendiges Gebärdenspiel, mit welchem er sich ganz ordentlich auszudrücken verstand. Ende Dezember kehrte innert etwa 2 Wochen die Sprache zurück, wobei die Hemiparese unverändert blieb. WERNER vermochte Tests nach GESELL und BUEHLER-HETZER wie ein Eineinhalbjähriger zu genügen (z. B. Bauen eines Turmes mit drei Klötzen, zwei Hohlwürfel von fünf ineinanderpassen etc.). Schließlich war er Ende Januar nach der Anwendung von 7800 r/l soweit, daß eine Intelligenzprüfung nach BIÄSCH möglich wurde. Auf der Stufe des 3. Jahres löste W. zwei Aufgaben von sechs, eine weitere Aufgabe (Nachsprechen sechs- bis siebensilbriger Sätze) wäre ihm fast gelungen. Im vierten Jahr konnten sogar noch zwei Tests als gelöst bewertet werden (zwei Linien vergleichen, Zahlen nachsprechen).

Ein vorwiegend regressives Verhalten war auch bei einem Säugling zu beobachten, wie aus der folgenden Beschreibung Fall Nr. 12 hervorgeht:

Vorgeschichte: Der kleine Fritz B. kam mit 6 Monaten und 10 Tagen in die neurochirurgische Klinik. Die Familienanamnese ist ohne Belang, Schwangerschaft und Geburt verliefen störungsfrei. Der Knabe war bei der Geburt 3,5 kg schwer und 51 cm lang. Er wurde 7 Wochen gestillt und sprach nachher auf Kondensmilch gut an. Vom 4. Monat an erhielt er Fruchtsäfte und Gemüse. Mit 6 Wochen lächelte er zum erstenmal. Er lernte rechtzeitig fixieren und seine Eltern erkennen. Greifbewegungen nach Spielsachen und anderen Gegenständen stellten sich vom 4. Monat an ein.

Jetziges Leiden: Das Kind erkrankte, als es 5½ Monate als war. Es hatte soeben eine Serie von ultravioletten Bestrahlungen zur Behandlung einer Kraniotabes erhalten, als ein schweres, unstillbares Erbrechen auftrat. Das Kind kam in ein Spital, wo man eine schwere Exsiccose, eine Benommenheit, einen vergrößerten Schädel und eine gespannte Fontanelle feststellte. Fritz wurde mit dem Verdacht auf Hirntumor auf die neurochirurgische Klinik verlegt, wo man eine Beeinträchtigung des Allgemeinzustandes notierte und die bereits erwähnten Symptome bestätigte. Zudem beobachtete man eine beidseitige Abducensparese, eine Muskelhypotonie und eine Hyperreflexie. Psychisch bestand mit großer Wahrscheinlichkeit zumindest zeitweise eine Bewußtseinstrübung. Das Kind hatte einen eigentümlich starren, abwesenden Blick. Es reagierte auf die Umgebung kaum, fixierte nur selten und führte keine Greifbewegungen nach vorgehaltenen Gegenständen aus.

Operation: Die cerebelläre Exploration, welche am 6. 12. 55 von PD. Dr. G. WEBER durchgeführt wurde, deckte ein Medulloblastom auf, welches sich vom Kleinhirnwurm bis gegen den rechten Kleinhirnbrückenwinkel und im Bereiche des Foramen occipitale magnum bis gegen das Rückenmark erstreckte. Man verzichtete deshalb auf eine Exstirpation der Geschwulst und entnahm lediglich Biopsiematerial.

Verlauf: Postoperativ erholte sich das Kind körperlich rasch. Es begann bald am Schoppen zu trinken, fixierte die pflegende Schwester und verfolgte sie mit den Augen. Greifbewegungen, wie sie sonst bei einem ½jährigen Säugling üblich sind, Spiele mit den eigenen Händen und Füßen usf. fehlten. Ein Lächeln stellte sich nur ganz ausnahmsweise ein.

Psychische Symptome können bei Tumoren des Kleinhirnwurmes [1] und des 4. Ventrikels als Bewußtseinsstörungen und Regressionen in den Anfangsstadien der Krankheit auftreten. Es handelt sich jedoch nicht um obligate Erscheinungen. — Wie Tabelle 5 zeigt, waren drei Kinder in der präoperativen Phase praktisch frei von Symptomen, obwohl auch bei ihnen die Zeichen eines erhöhten intrakraniellen Druckes bestanden. Eine sichere Gesetzmäßigkeit für die Manifestation psychischer Symptome ließ sich nicht ableiten.

Unter *Spätsymptomen* verstehen wir auch hier diejenigen pathologischen Erscheinungen, die erst nach dem operativen Eingriff (cerebelläre Dekompression) oder nach erfolgter Röntgenbestrahlung manifest werden. In der Regel nehmen die Häufigkeit und die Schwere dieser Spätsymptome mit der Krankheitsdauer zu, da wir leider bis heute keine radikale Therapie für die infratentoriellen malignen Tumoren der Mittellinie kennen. Psychische Symptome fehlten nur bei einem siebenjährigen Knaben, der während eines halben Jahres nach erfolgter palliativer Behandlung regelmäßig kontrolliert werden konnte. Bei Krankheitsverläufen von mehr als einem Jahr wurden stets psychische Alterationen angetroffen. Diese waren entweder wie das Grundleiden progredient oder manchmal unter dem Einfluß der Röntgenbestrahlung

---

[1] WALTHER-BÜEL hat ein sechsjähriges Mädchen beschrieben, welches an einem Medulloblastom des Kleinhirnwurmes erkrankt war und ebenfalls eine chronische Bewußtseinstrübung zeigte.

vorübergehend remittierend. So bildeten sich die Regressionserscheinungen bei zwei Kindern in eindrücklicher Weise zurück. In weiter
fortgeschrittenen Fällen blieb die Bewußtseinstrübung (Fall Nr. 16)
durch die therapeutischen Bemühungen unbeeinflußt.

Zweimal führte das Leiden zu einem weitgehenden psychischen
Abbau, der vermutlich mit der Neigung des Medulloblastoms zur
Metastasierung in Zusammenhang steht.

Vorgeschichte: Der Knabe Kurt H. (Fall Nr. 14) war vierjährig bei der Erkrankung, die körperlich unter der üblichen Symptomatologie (Erbrechen, Kopfweh,
unsicherer Gang, Falltendenz nach rückwärts, Facialisparese) verlief und in psychopathologischer Hinsicht zunächst störungsfrei blieb. — Operative Dekompression
und intensive Röntgenbestrahlung vermochten nicht den deletären Verlauf eines
Medulloblastoms des Kleinhirnwurmes aufzuhalten. Schon nach einem halben Jahr
trat eine Verschlechterung des körperlichen Zustandes ein. Im EEG bestand eine
unspezifische Abnormität mit occipitalbetonten Fernwirkungen. Gleichzeitig machte
sich auch eine psychische Alteration bemerkbar im Sinne einer vermehrten Ermüdbarkeit und einer weinerlich-dysphorischen Dauerverstimmung. Ein halbes Jahr
später, als das Kind erneut zur Kontrolle auf die Klinik kam, zeigte es einen pathologischen Erethismus bei dauernd euphorischer Verstimmung. Die intellektuellen
Funktionen hatten im Intervall einen erheblichen Abbau erfahren. Während das
Kind bei Krankheitsbeginn ungefähr altersentsprechend entwickelt war, konnte es
z. B. die Bilder eines Buches nicht mehr verstehen. In körperlicher Beziehung bestand nun eine Pubertas praecox, die mit einer erheblichen Erweiterung der Sella
im Röntgenbild einherging. Psychisch war das Kind in sexueller Hinsicht vollkommen uninteressiert. Es starb bald infolge einer zunehmenden Kachexie. Eine
Sektion war nicht möglich.

Man kann mit guten Gründen annehmen, daß die Pubertas praecox
durch die Metastasierung des Medulloblastoms in der hypothalamischen Gegend verursacht worden ist. Für den schweren Demenzprozeß
kommen eine Reihe von Ursachen in Betracht: abgesehen von der
Metastasierung auf dem Liquorweg und einer sekundären Schädigung
des Cortex ist auch der chronisch erhöhte Hirndruck zu berücksichtigen.
Außerdem erhebt sich die Frage einer cerebralen Schädigung als
Nebenwirkung der intensiven Röntgenbestrahlung (10.200 r/l innert
50 Tagen).

Die *Vorgeschichte* des Mädchens Marie E. (Fall Nr. 11), bei welchem ein
Medulloblastom des 4. Ventrikels vorlag, haben wir bereits auf Seite 23 skizziert.
Der postoperative Verlauf war unkompliziert. Marie erhielt nachher 10.000 r/l
innert 1½ Monaten in der Kleinhirngegend. Psychisch schien es zunächst munter
und frisch zu sein. Bewußtseinsverluste traten nicht mehr auf. Hingegen stellten
sich zwei Jahre später JACKSON-Anfälle ein, die jeweilen auf der rechten Körperseite lokalisiert blieben. Das EEG deckte neben einer schweren, generalisierten
Abnormität, Epilepsiepotentiale in der linken Hemisphäre auf, die sich nicht näher
lokalisieren ließen.

Etwa gleichzeitig wie die epileptischen Anfälle machte sich eine Veränderung
im Verhalten des Mädchens bemerkbar: es wurde zunehmend reizbar und jähzornig. Es zeigte immer deutlicher einer merkwürdige Verlangsamung und Um-

ständlichkeit beim Sprechen. Es wurde kleinlich, pedantisch und übermäßig exakt bei allen Verrichtungen. So stieß der Schulbesuch von Anfang an auf große Schwierigkeiten; das Kind fiel der Lehrerin durch seine vermehrte Ermüdbarkeit, seine Konzentrationsschwäche, seine Ungehemmtheit, seine Explosivität und durch seine Umständlichkeit auf. Es steht an der Grenze der Bildungsunfähigkeit und ist für die Volksschule kaum tragbar. Die psychiatrische Untersuchung, welche mehr als 6 Jahre nach Beginn der Erkrankung vorgenommen wurde, als M. 10; 8 Jahre alt war, bestätigte eine schwere epileptische Wesensveränderung, die mit einer erheblichen Störung der affektiven Ausreifung und einem schweren Rückstand der intellektuellen Entwicklung verbunden war. So erreichte M. bei der Intelligenzprüfung nach BINET-SIMON-TERMAN lediglich einen I. Q. von 0,75 (Norm 0,9—1,1). Die epileptische Demenz kam auch im Formdeuteversuch in nahezu klassischer Weise zum Ausdruck.

c) Zusammenfassung

In der ersten Krankheitsphase der Tumoren der Mittellinie der hinteren Schädelgrube können entweder eine Bewußtseinsstörung leichteren oder schwereren Grades oder ein regressives Syndrom vorliegen. Psychopathologische Erscheinungen fehlten bei drei Kindern. Die Bewußtseinsstörungen stehen wahrscheinlich entweder mit dem erhöhten intrakraniellen Druck oder mit einer direkten Kompression des Hirnstammes in Beziehung. Regressive Syndrome, die gelegentlich auch mit Bewußtseinstrübungen einhergehen können, scheinen hauptsächlich in den ersten drei Lebensjahren aufzutreten. Psychische Symptomlosigkeit wurde bei Kindern im Schulalter festgestellt, bei denen körperliche Beschwerden (Rumpfataxie, Kopfschmerzen, Erbrechen) zu einer Spitalseinweisung führten.

Nach erfolgter cerebellärer Dekompression und Röntgenbestrahlung kommt es nicht selten zu einer vorübergehenden Besserung der psychischen Symptome, nämlich der Bewußtseinstrübung und der regressiven Erscheinungen. In seltenen Fällen kann auch die ursprüngliche psychische Symptomlosigkeit noch während einiger Monate andauern. Bei längerer Überlebenszeit wurden schwere Demenzzustände beobachtet.

C. Geschwülste der Brücke

a) Somatischer Befund

Die neurologischen und histologischen Eigenarten dieser Gruppe sind schon verschiedentlich beschrieben worden (KAUFMANN, JANSSEN, FOERSTER, GAGEL und MAHONEY). Man ist darüber einig, daß das Fehlen von Hirndruckerscheinungen und somit auch einer Stauungspapille für diese Hirngeschwülste charakteristisch ist, die Diagnose eines Tumors indessen sehr erschwert. An neurologischen Zeichen sind zu erwähnen die frühzeitige Beteiligung der Hirnnerven, das baldige Auftreten von

Pyramidenzeichen, wobei eine Paralysis alternans als häufiges Kennzeichen der pontinen Lokalisation angesehen wird. Cerebelläre Zeichen können auch vorhanden sein. Erbrechen, hier als Ausdruck einer direkten Wirkung auf die Oblongata, fehlt nur selten. Eine Bewußtseinsstörung kann auch bei Kindern vorkommen (JANSSEN), weshalb differentialdiagnostisch eine Encephalitis ausgeschlossen werden muß.

Die klinische Symptomatologie der fünf Kinder unseres Untersuchungsgutes stimmt mit der soeben geschilderten überein. Das Alter bei der Erkrankung schwankte zwischen 1 und 8½ Jahren. Die histologische Natur des Tumors konnte wegen der besonderen Lokalisation nur zweimal ermittelt werden. Einmal lag ein Medulloblastom vor, welches vom dorsalen Anteil des Pons, nämlich von der Gegend des Calamus scriptorius, ausging. Es handelt sich hier um einen lokalisatorischen Grenzfall zwischen Pons und 4. Ventrikel. Bei einem weiteren Kind konnte ein Astrocytom autopisch verifiziert werden. Der Tumor, an welchem zwei weitere Kinder litten, wurde im Verlaufe einer operativen Exploration de visu nachgewiesen. Nur in einem Fall wurde auf einen Eingriff verzichtet, da die Diagnose eines Ponstumors klinisch und radiologisch nicht ernsthaft bezweifelt werden konnte.

Die Dauer der Anamnese betrug von wenigen Monaten bis zu zwei Jahren, wobei das gesicherte Medulloblastom am raschesten evoluierte. Nennenswerte Hirndruckerscheinungen waren nur in diesem Falle nachweisbar. Bei den anderen Kindern waren sie geringfügig oder fehlten ganz.

b) Psychopathologischer Befund

In den ersten Stadien des Krankheitsverlaufes wurden keine psychopathologische Symptome beobachtet. In der Regel zeigten sich zuerst neurologische Ausfallserscheinungen. Erst nach einigen Monaten traten z. B. dysphorisch-depressive Dauerverstimmungen oder Bewußtseinstrübungen auf. Auch hier brauchten die Störungen nicht unbedingt mit einem erhöhten Hirndruck einherzugehen.

So befand sich das Mädchen Ruth W. mit 6; 4 Jahren (Fall Nr. 18) etwa 2 bis 3 Monate nach Krankheitsbeginn in einer chronisch weinerlichen Verstimmung. Es machte interkurrent die Masern durch, wobei sich das Bewußtsein für die Dauer einiger Tage erheblich trübte. Nach Abklingen des Infektes hellte sich das Sensorium wieder auf. Die cerebelläre Exploration deckte ein Medulloblastom des Bodens des 4. Ventrikels auf, welches auch die Ponsgegend infiltrierte. Eine Röntgenbestrahlung mit 6000 r/l innert 3 Monaten vermochte eine wesentliche Besserung des körperlichen Befundes und ein Verschwinden der psychischen Symptome (Bewußtseinstrübung, Verstimmung) zu bewirken.

Das Mädchen Emmy M. (Fall Nr. 19) erkrankte nach einer zuerst völlig unauffälligen Entwicklung mit einem Jahr an einem Astrocytom der Pons, welches die Größe einer Kastanie aufwies. Körperlich war bei 1; 6 Jahren folgendes festzustellen: vergrößerter Schädel (50 cm horizontaler Umfang), erweiterte große Fontanelle, Scheppern, keine Stauungspapille, Paresen der Hirnnerven V und VII links, Verlangsamung der direkten und konsensuellen Pupillenreaktionen beidseits. Lebhafte symmetrische Reflexe. Die psychischen und psychomotorischen Funktionen erfuhren innert 5 Monaten einen progressiven Abbau: die Sprache und der aufrechte Gang gingen verloren. Das Kind wurde zunehmend apathischer und spielte im Gegensatz zu früher nicht mehr. Die Stimmung war dauernd dysphorisch verstimmt. Zeitweise schien das Kind richtig somnolent. Auch außerhalb der Episoden mit einer Bewußtseinstrübung führte das Kind nur noch ein vegetatives Dasein. Es starb etwa 12 Stunden nach dem Anlegen einer cerebellären Dekompression, wobei eine terminale Blutung in das Tumorgewebe und Hirnoedem gefunden wurden.

Schließlich sei noch gesagt, daß zwei achtjährige Knaben (Fall Nr. 21 und 22), bei denen operativ verifizierte, langsamwachsende Tumoren des Pons bestanden, lediglich einen Infantilismus leichteren Grades aufwiesen und daß die intellektuelle Entwicklung keine Störung zeigte. Der körperliche Zustand war bei beiden Kindern desolat (Di- bis Tetraparesen, Schluckstörungen, hochgradige Dysarthrie bis zur vollständigen Unverständlichkeit). — Bemerkenswert bescheiden waren dabei die reaktiven psychischen Störungen.

c) Zusammenfassung

Die psychischen Veränderungen bei Ponstumoren bestanden bei unseren Kindern entweder in Bewußtseinstrübungen, die mit einer Erhöhung des intrakraniellen Druckes verbunden sein konnten oder nicht; und bei einem 1½jährigen Kind in einer erheblichen Regression. Zwei Kinder mit einem langen Krankheitsverlauf wiesen nur bescheidene psychische Veränderungen auf im Sinne einer affektiven Entwicklungshemmung leichteren Grades. — Die geschilderten Befunde stimmen mit den spärlichen Angaben der Literatur überein. So beschreibt KAUFMANN bei den von ihm untersuchten Kindern lediglich eine Bewußtseinstrübung in den fortgeschrittenen Stadien der Krankheit.

D. Allgemeines zur psychischen Symptomatologie der infratentoriellen Tumoren

1. Tumoren der hinteren Schädelgrube gehen häufig schon in den Anfangsstadien mit psychischen Symptomen einher, welche nach längerem Krankheitsverlauf bei den gutartigen Tumoren der Kleinhirnhemisphären regelmäßig zu finden waren und bei Medulloblastomen der Mittellinie sowie bei Ponstumoren in zwei Dritteln der Fälle zur Beobachtung kamen. Medulloblastome des Kleinhirnwurmes können in den ersten Monaten symptomfrei verlaufen. Ebenso brauchen langsam wachsende Ponstumoren zunächst keine in die Augen springenden Symptome hervorzurufen.

2. Am häufigsten wurde eine Bewußtseinstrübung angetroffen, die alle Grade von der einfachen Apathie über die Somnolenz bis zum Coma erreichen konnte. Die Bewußtseinstrübung war meistens mit einer Erhöhung des intrakraniellen Druckes verbunden und wies öfters Schwankungen auf, die parallel zu den Druckänderungen verliefen. Es kamen drei Fälle zur Beobachtung, bei denen die Bewußtseinsstörung nicht als Wirkung eines erhöhten intrakraniellen Druckes erklärt werden kann, sondern als direkter Effekt einer lokalen Kompression des Hirnstammes aufzufassen ist. Eine spezielle Form der Bewußtseinsstörung liegt bei den „cerebellar fits" vor; in einem Fall stellten sich wiederholte deliriöse Episoden ein.

Die Bewußtseinsstörungen lassen (speziell bei fehlenden infektiösen Erscheinungen von seiten des Zentralnervensystems) in erster Linie an eine tumorbedingte intrakranielle Drucksteigerung oder, wenn diese fehlt, an eine funktionelle Beeinträchtigung des Hirnstammes denken.

3. Bei *Kleinkindern* bis zum 4. Jahr wurde regelmäßig eine *schwere Regression* sämtlicher psychischen Funktionen oft bis auf die vegetative Stufe eines ganz jungen Säuglings festgestellt. Diese Regression kann nicht lediglich als eine Begleiterscheinung der oft gleichzeitig vorhandenen Bewußtseinstrübung aufgefaßt werden. Auch nach Aufhellung des Bewußtseins blieb nämlich der regressive Zustand bestehen. In einem Fall von Medulloblastom des Kleinhirnwurmes wurden die früheren psychischen Fähigkeiten nahezu vollständig innert einer Zeitspanne von 2 Monaten wieder erlangt, und zwar unter dem Einfluß einer Röntgentherapie.

4. Auch *Schulkinder* zeigten häufig schon in den Anfangsstadien einen Regressionsprozeß, welcher oft mit einem Pavor nocturnus und einer Enuresis nocturna einherging. Die Gefahr einer falschen Interpretation im Sinne der reinen Psychogenese ist hier um so größer, als unter dem Einfluß der Regression eine Persönlichkeitsveränderung im Sinne der erhöhten Affektlabilität, einer vermehrten Impulsivität und einer Enthemmung primitiver Triebe stattfindet.

5. In wenigen Fällen kamen *Verstimmungen* wie eine dysphorischgereizte oder depressive Gemütslage zur Beobachtung.

6. Bei den psychischen Syndromen, die nach einem längeren Krankheitsverlauf zustande kommen, muß zwischen den gutartigen Tumoren der Hemisphären und den bösartigen Tumoren der Mittellinie unterschieden werden.

a) Die gutartigen Tumoren der Hemisphären führten in allen Fällen zu einer Störung der psychischen Ausreifung, die sich als *Retardierungssyndrom* manifestierte. Dieses kann hauptsächlich die Affektivität betreffen und die intellektuellen Funktionen nur sekundär in Mitleidenschaft ziehen; es kann aber auch mit deutlichen intellektuellen

Störungen gekoppelt sein, die sich bei Schulkindern als herabgesetztes Lernvermögen auswirken. Das intellektuelle Potential ist im Vergleich zu anderen normalen gleichaltrigen Kindern eindeutig reduziert im Sinne der pathologischen Ermüdbarkeit und der Konzentrationsschwäche. Außerdem ist die Gedächtnisfunktion häufig beeinträchtigt, indem die Aufnahme von neuem Stoff nur in beschränktem Maße erfolgen kann. Diese Erscheinungen gehen nicht selten mit einer erhöhten Empfindlichkeit für Sonnenbestrahlung und Hitze und mit einer vermehrten Wetterfühligkeit einher und sind für das *infantile organische Psychosyndrom* kennzeichnend.

b) Die Tumoren der Mittellinie und des Pons können wegen des deletären Verlaufes in der Regel nicht so lange beobachtet werden wie die Geschwülste der Kleinhirnhemisphäre. Beim Medulloblastom des Wurmes fehlen oft während Monaten psychische Symptome gänzlich. Im weiteren Verlaufe kann durch die Wirkung einer intrakraniellen Metastasierung auf dem Liquorweg und durch den chronischen Hirndruck vielleicht auch unter dem Einfluß einer intensiven Röntgenbestrahlung eine Demenz organischer Natur entstehen, die unter Umständen mit epileptischen Anfällen einhergeht.

Somit tragen die psychischen Symptome bei infratentoriellen Tumoren keinen spezifischen Charakter, der im Hinblick auf die Bestimmung der Natur des raumfordernden Prozesses oder auf die Ermittlung seiner Lokalisation einen entscheidenden Wert hätte. Dagegen ist vom psychiatrischen Standpunkte aus die Kenntnis dieser Symptome und Syndrome von großer Tragweite, da diese nicht selten zur Verwechslung mit anderen Affektionen, insbesondere mit Störungen reaktiver Natur Anlaß geben.

2. Supratentorielle Tumoren

Die supratentoriellen Tumoren und ihre psychischen Symptome sollen in caudo-rostraler Richtung zur Beschreibung gelangen. Dabei ist zu bemerken, daß sich der pathologische Prozeß öfters kaum um unsere anatomischen Klassifikationen kümmert und daß es eine Reihe von Tumoren gibt, die z. B. die Stammganglien und den Temporallappen oder den Fornix und den Stirnlappen in Mitleidenschaft ziehen. Wie bei jedem Klassifikationsversuch kann auch hier eine gewisse Willkür nicht vermieden werden.

A. Tumoren im Bereiche des 3. Ventrikels und der Stammganglien

a) Somatischer Befund

Diese Gruppe, die drei Knaben und vier Mädchen umfaßt, bereitete gewisse Klassifikationsschwierigkeiten, indem nicht alle Geschwülste auf die Wandungen des 3. Ventrikels beschränkt blieben. Das Alter des Kindes schwankte bei der Erkrankung zwischen 3½ und 13 Jahren Eine Prädilektion für eine bestimmte Entwicklungsstufe ist nicht zu erkennen. Das Fehlen von Patienten im Pubertätsalter ist wohl nur zufallsbedingt. Durch Biopsie oder Sektion konnte die Natur des Tumors histologisch viermal ermittelt werden: es handelte sich in drei Fällen um Geschwülste der Gliareihe (je ein cystisches Astrocytom, ein malignes Gliom und ein Astroblastom) sowie um ein Gangliocytoneurom. In den drei übrigen Fällen wurde die Tumordiagnose aus dem klinischen, elektroencephalographischen und vor allem aus dem ventrikulographischen Befund gestellt. Die Entnahme von histologischem Material stößt bekanntlich bei den Geschwülsten, die im oder in der Umgebung des 3. Ventrikels lokalisiert sind, oft auf große Schwierigkeiten und muß aus Rücksicht auf den Patienten unterbleiben.

Klinisch waren Anzeichen eines erhöhten Hirndruckes in allen Fällen vorhanden. Die übrigen körperlichen Symptome waren uneinheitlich und betrafen das extrapyramidale System (Tremor, Tonusstörungen mehrheitlich im Sinne der Hypotonie, choreatiforme Bewegungen), die Innervation der Pupillen, die Sehbahnen, die vegetativen Steuerungszentren des Hypothalamus (Polyphagie und Polydipsie, Stammfettsucht, Pubertas praecox usf.) sowie vereinzelt sensible Bahnen. Außerdem wurde eine Reihe von Fernsymptomen (Pyramidenbahnen, Kleinhirn etc.) gefunden. Eine EEG wurde in sechs Fällen aufgenommen und ließ auf eine generalisierte Abnormität des Wellenbildes schließen.

b) Psychopathologische Symptome

In den Anfangsstadien (wir verstehen darunter die ersten Monate des Krankheitsverlaufes, welche zwischen den ersten Symptomen und der Hospitalisation verstreichen) wurden folgende psychische Symptome beobachtet:

Einfache Regression 2

Wesenveränderungen, Verstimmungen,
   neuroseähnliche Syndrome 5

Keine psychopathologischen Erscheinungen 1

Psychische Symptome fehlten lediglich bei einem elfjährigen Knaben (Fall Nr. 29). Hirndruckerscheinungen, eine homonyme Hemianopsie nach links, ein pathologisches EEG (generalisierte, mittelschwere Abnormität, mit Zeichen einer ausgedehnten Schädigung der rechten Hemisphäre und der linken Occipitalregion) sowie die Ventrikulographie führten zur Annahme eines Tumors des 3. Ventrikels, bevor gröbere psychische Symptome in Erscheinung traten. Zwei weitere Kinder zeigten eine eindrückliche Regression.

So wies ein siebenjähriges Mädchen (Fall Nr. 26) seit der frühen Kindheit eine diskrete Hemiparese des rechten Armes und des rechten Beines auf. Es hatte sich sonst in jeder Beziehung unauffällig entwickelt. Das Kind hatte während eines halben Jahres mit Erfolg die erste Klasse besucht, als es begann, seine Pflichten zu Hause und in der Schule zu vernachlässigen, ganz im Gegensatz zu seinem früheren Verhalten. Es war bald gleichgültig-apathisch, bald ängstlich unruhig. Es weigerte sich, die Schule zu besuchen und wollte in der schützenden Nähe der Eltern verbleiben. Etwa gleichzeitig begann es wieder einzunässen. Zum großen Entsetzen der Eltern kotete es sogar wieder ein. Nachts stellten sich schwere Schreianfälle ein. Erst einige Monate später setzten Kopfschmerzen und Erbrechen ein, die zu einer klinischen Abklärung und zur Diagnose eines Occlusivhydrocephalus bei einem Tumor im 3. Ventrikel führten, der wahrscheinlich aus den linksseitigen Stammganglien in den Ventrikel wächst. Eine Drainage nach Torkildsen vermochte eine rasche Besserung der körperlichen und psychischen Symptome herbeizuführen. Beim Knaben Heinrich Z. (Fall Nr. 25), dessen Krankengeschichte bei der Darlegung der psychischen Veränderungen im weiteren Krankheitsverlauf beschrieben werden soll, stellte sich gleichzeitig wie die körperlichen Symptome eine unverkennbare psychische Veränderung ein. Die soeben abgeklungene Trotzphase erfuhr eine Neubelebung und eine wesentliche Verschärfung.

In der Gruppe, die mit „*Wesensveränderungen*" bezeichnet ist, sind verschiedene Syndrome anzutreffen, die zum Teil als hirnlokale Psychosyndrome und zum Teil als pseudo-neurotische Zustandsbilder anmuten. Für die erste Alternative ist z. B. das Kind Hedi B. (Fall Nr. 27) charakteristisch.

Das 7; 6jährige Mädchen, welches ursprünglich sehr mager war, begann ohne äußeren Grund derart zu essen, daß sich innert kurzer Zeit eine imposante Stammfettsucht entwickelte. Gleichzeitig fing das Kind übermäßig an zu trinken und sein Bett einzunässen. Zu Hause und in der Schule wurde es als träge, gleichgültig und ohne Schwung geschildert. Seine Leistungen ließen dementsprechend rasch nach. Erst etwa ein Jahr nach Krankheitsbeginn stellten sich auch Kopfschmerzen und Erbrechen ein, die zu einer stationären Abklärung führten. Man stellte die Diagnose eines Tumors des 3. Ventrikels mit einem Occlusivhydrocephalus.

Zweifelsohne war hier eine Symptomatologie anzutreffen, die von der Erwachsenenpsychiatrie als hirnlokales und speziell als Zwischenhirnsyndrom bekannt ist. Einzig fehlten Schlafstörungen. Als Beispiele von pseudo-neurotischen Reaktionen, denen vom kinderpsychiatrischen Aspekt eine eminente differentialdiagnostische Bedeutung zukommt, seien die folgenden Fälle eingehend geschildert.

Vorgeschichte: Madelaine E. (Fall Nr. 24) war mit 3; 8 Jahren in die hiesige Universitätskinderklinik (Prof. Dr. FANCONI) mit der Verdachtsdiagnose einer FEERschen Neurose eingewiesen worden. Die Familienanamnese ist ohne Belang. Das Kind war als ältestes von sechs Geschwistern nach einer komplikationslosen Schwangerschaft ohne Zwischenfall am Termin geboren worden. Es wurde 4 Monate gestillt und gedieh zunächst störungsfrei. Es lernte mit 6 Monaten sitzen, mit 12 Monaten stehen und kurz darauf gehen. Mit 1½ Jahren begann es zu sprechen, und zwar sofort auf korrekte Art und Weise. Etwa zur gleichen Zeit hörte es auf, das Bett einzunässen.

Jetziges Leiden: Im Alter von 3½ Jahren zeigten sich die ersten Krankheitszeichen: ängstlich-weinerliche Verstimmungen, subfebrile Temperaturen, Erbrechen, Zittern der Hände auch bei Ruhe, Kopfschmerzen. Andere neurologische Symptome wurden bei Gelegenheit des Spitalaufenthaltes nicht festgestellt. Einige Monate später stellten sich auch Gangstörungen ein, bei denen das Kind zu hinken schien. Auch begann es sein Bett wieder einzunässen. Die Verschärfung der Symptome sowie das Hinzutreffen einer schweren Bewußtlosigkeit, welche 3 Tage lang dauerte, bildeten den Anlaß für eine zweite Hospitalisation. Nun wurden die Zeichen eines erhöhten intrakraniellen Druckes (Kopfumfang 56,5 cm, Scheppern, doppelseitige Stauungspapillen, gesprengte Coronarnaht im Röntgenbild), eine grobe Ataxie beider Hände, ein doppelseitiges BABINSKIsches Phänomen und röntgenologisch eine wolkige Verkalkung im Bereiche des 3. Ventrikels festgestellt. Das Ventrikulogramm zeigte einen apfelgroßen Tumor im vorderen Abschnitt des 3. Ventrikels.

Operation: Bei der Kraniotomie (PD. Dr. G. WEBER) konnte der Tumor nicht entfernt werden. Die histologische Untersuchung ließ auf ein Gangliocytoneurom schließen. Nach dem Anlegen einer Drainage nach TORKILDSEN wurde eine intensive Röntgenbestrahlung (9000 r/l) vorgenommen.

Verlauf: Das Kind zeigt heute mit 9; 1 Jahren das Bild eines Entwicklungsrückstandes (I. Q. nach BINET-SIMON-KRAMER 0,74; erheblicher affektiver Infantilismus), welcher durch eine Apathie und Antriebsarmut kompliziert ist. Das Kind ist in einem abnormen Maße unselbständig. Trotzerscheinungen hat es überhaupt nie gezeigt. Schulisch ist es den Anforderungen der Spezialklasse, die es seit 1½ Jahren besucht, nicht gewachsen. Die Lehrerin hat den Eindruck, daß M. überhaupt keine Fortschritte mehr macht und daß die Aufnahme neuer Kenntnisse blockiert sei. Die mnestischen Funktionen sind im Rahmen der allgemeinen intellektuellen Reifungsstörung schwer beeinträchtigt, zeigen aber keinen spezifischen Ausfall.

Die „FEERsche Neurose" war wohl durch eine tumorbedingte Beeinträchtigung der vegetativen Steuerungszentren entstanden. Damit gingen Verstimmungen ängstlich-dysphorischer Art einher. Die Enuresis nocturna kann sowohl als Zeichen psychischer regressiver Tendenzen als auch als Ausdruck einer zentralen vegetativen Steuerungsstörung aufgefaßt werden. Der Umstand, daß sie hier nicht mit einer Polydipsie und Polyurie einherging, spricht eher für die erste Alternative. Was die Genese des nachfolgenden Demenzprozesses anbetrifft, so müssen prinzipiell zwei Möglichkeiten in Betracht gezogen werden: eine direkte Einwirkung des Tumors (ein KORSAKOW-Syndrom ist bei Geschwülsten des Zwischenhirnes oder auch der Corpora mamillaria beschrieben worden; BENEDEK, JUBA, GRUENTHAL) oder eine Nebenwirkung der Röntgenbestrahlung.

Beim 13jährigen Mädchen Denise S. täuschte ein diffuses Astroblastom des Thalamus und der Stammganglien und des Pons eine Angstneurose vor.

Vorgeschichte: D. ist als Einzelkind in guten Verhältnissen aufgewachsen. Die Heredität ist ohne Belang. Der Vater des Mädchens ist Kaufmann und wird als eher weiche, nachgiebige Natur geschildert. Die Mutter ist intelligent, strebsam, wohlmeinend, aber vielleicht nicht allzu gemütvoll. Sie spielt in der Familie die führende Rolle. Körperlich entwickelte sich D. bis zum Alter von 12; 8 Jahren störungsfrei. In der Schule war sie dank einer guten Intelligenz ohne Schwierigkeiten vorwärtsgekommen und in die Sekundarschule aufgenommen worden. Sie galt in charakterlicher Hinsicht als verschlossen, in sich gekehrt und etwas kontaktscheu. Sie hatte nur eine Freundin und fühlte sich am wohlsten zu Hause in der Nähe ihrer Eltern. Sie war mit 12 Jahren in die Menarche eingetreten und rechtzeitig von ihrer Mutter aufgeklärt worden.

Jetziges Leiden: Im Alter von 12; 8 Jahren geriet D. in eine schwere depressive Verstimmung, offenkundig deshalb, weil sie nach einer Besprechung mit ihrer einzigen Freundin schwere Minderwertigkeitsgefühle familiärer Art empfand. Diese, die aus begüterten Kreisen stammte, hatte Pat. Vorwürfe wegen der bescheideneren Lebensverhältnisse ihrer Familie gemacht und dieselben als selbstverschuldet bezeichnet. Gleichzeitig wie die Depression traten bei Denise auch Zuckungen der rechten Gesichtshälfte und beider Hände auf. Zeitweise wurden die Zuckungen durch ein Zittern abgelöst. Das rechte Bein konnte weniger gut bewegt werden als das linke. Unter der Vermutungsdiagnose einer Chorea minor kam das Mädchen in die hiesige Universitätskinderklinik (Dir. Prof. Dr. G. Fanconi). Hier konnte weder eine Chorea minor noch eine andere organische Hirnaffektion sicher nachgewiesen werden. Differentialdiagnostisch kam eine psychogene Störung in Betracht, da das Kind im Spital Szenen zu produzieren anfing, die als „hysterisch" anmuteten. Nachts kam es wiederholt vor, daß Denise in Gegenwart der Schwester laut zu schreien begann und unter heftigen Ängsten zu leiden schien. Tagsüber war das Verhalten des Kindes sehr unberechenbar: bald sonderte es sich ab und beschäftigte sich allein in seinem Bett, ohne den anderen Kindern irgendwelche Aufmerksamkeit zu schenken, bald geriet es in Aufregungszustände, in welchen es stärker zu zittern und zu schreien begann. Ein anderes Mal hatte das Mädchen bei Gelegenheit einer konsiliarischen Untersuchung einen plötzlichen Wutanfall, bei welchem es auf den Boden stampfte, kreischte und laut rief, es wolle nicht länger in diesem Räubernest verbleiben. Allmählich wurde auch der Gang sehr unsicher und ataktisch. D. stürzte in kurzer Zeit dreimal, wobei sie sich leicht eine erhebliche Verletzung hätte zuziehen können.

Psychopathologischer Befund: Die psychiatrische Untersuchung ergab, daß D. intellektuell gut begabt war und daß ihre kürzlich aufgetretenen Befürchtungen im Hinblick auf ihre Fortschritte in der Schule gegenstandslos waren. Charakterlich handelte es sich um ein sensibles, vorwiegend introvertiertes Mädchen, welches stark an Vater und Mutter hing. Im Formdeuteversuch nach Rorschach trat eine neurotische Reaktionsbereitschaft zutage. Anatomieantworten wiesen darauf hin, daß das Mädchen sich stark mit seinem körperlichen Zustand beschäftigte. — Wiederholte Explorationen zeigten, daß Konfliktstoff massenhaft vorlag. — Einmal trat eine starke Ambivalenz der Mutter gegenüber zum Vorschein, die teils als puberale Erscheinung und teils als Auswirkung der erzieherischen Haltung der Mutter zu erklären war. Auf Grund dieser Ambivalenz hatte Denise schon wiederholt mit der Phantasie gespielt oder geträumt, ihre Mutter sei gestorben. Sie empfand deshalb lebhafte Schuldgefühle. Außerdem hatte sie in der ersten Klasse ein sexuelles Trauma erlitten. Sie war von einem Sekundarschüler zu beischlafähnlichen Handlungen verführt worden und hatte sich nicht getraut, ihrer Mutter die volle Wahrheit einzugestehen. Sie hatte nur gesagt, ein großer Knabe habe ihr die Höschen heruntergezogen. Dieses Teilgeständnis ließ nach einer langen Latenzzeit offenbar unter dem Einfluß der cerebralen Erkrankung und der beginnenden

Pubertät lebhafte, nur zum Teil bewußte Schuld- und Angstgefühle aufkommen. Unter diesen Umständen war natürlich die Psychogenese der nächtlichen Angstzustände und der Tremor- und Ataxieanfälle nicht ohne weiteres von der Hand zu weisen.

Körperlicher Befund: Es gelang nicht, trotz Einsatz aller diagnostischen Mittel, die Entstehung der Störungen befriedigend abzuklären. Vor allem bestanden keine Stauungspapillen. Der chemische und morphologische Liquorbefund war normal. Da das Kind sehr unter Heimweh zu leiden schien, wurde es nach Hause entlassen, wo eine Nirvanolkur durch den Hausarzt durchgeführt wurde. Diese Therapie vermochte keine Besserung herbeizuführen. Der Zustand verschlechterte sich innert Monatsfrist sehr rasch. Denise wurde dann als Notfall in die neurochirurgische Klinik eingewiesen. Hier wurden eine erhebliche Somnolenz, ausgesprochene Stauungspapillen beidseits, eine Anisocorie, eine Hemiparese und ein Tremor der rechten Körperhälfte sowie ein beidseitiger positiver Babinski festgestellt. Eine Ventrikulographie ergab einen mächtigen Hydrocephalus beider Seitenventrikel und des 3. Ventrikels. Dagegen kam der 4. Ventrikel nicht zur Darstellung. Bei der cerebellären Exploration konnte kein pathologischer Befund erhoben werden, so daß ein hochsitzender, inoperabler Tumor im Bereich des Pons und des Mittelhirnes angenommen wurde. 24 Stunden nach der Operation starb das Kind. Die Autopsie deckte ein Astroblastoma diffusum im Thalamus links, in den Stammganglien, im Mittelhirn beidseits und im Pons auf.

Diese Krankengeschichte ist differentialdiagnostisch bemerkenswert, indem die Ätiologie der ersten somatischen Symptome namentlich des Tremors längere Zeit unklar blieb. Während vieler Wochen wurde eine Psychogenese der Störungen ernsthaft erwogen. Die angstneurotischen Phänomene stellen hier nicht die Ursache der körperlichen Symptome, sondern Begleiterscheinungen der cerebralen Erkrankung dar. Im allgemeinen trifft man nur selten derart schwere psycho-reaktive Störungen bei Hirntumoren an. Das sensible Wesen von Denise hatte wohl durch die beginnende Pubertät eine zusätzliche Labilisierung erfahren. Ferner hatte wahrscheinlich der Tumorprozeß mit seinem Sitz im Hirnstamm gleichsinnig gewirkt. Für diese Annahme sprechen die schweren affektiven Enthemmungserscheinungen (Wut- und Verzweiflungsanfälle), welche tagsüber ohne Bewußtseinstrübungen auftraten. Daß das Erleben der schweren körperlichen Erkrankung auf reaktivem Weg zu schweren Angsterscheinungen führte, geht aus dem Formdeuteversuch nach RORSCHACH (Anatomiedeutungen) und aus verschiedenen Träumen hervor. So hatte Pat. kurz vor ihrer Hospitalisation im Schlafe den Todesengel gesehen, der mit einem von ihr selbst angefertigten Hemd bekleidet war. Wenn also der angstneurotische Überbau teilweise reaktiv entstanden ist, so besteht kein Zweifel, daß die terminale Bewußtseinstrübung als Symptom des erhöhten intrakraniellen Druckes aufzufassen ist.

Es bleibt noch, auf die Syndrome einzugehen, die im weiteren Krankheitsverlauf der Tumoren des 3. Ventrikels in Erscheinung treten können. Darüber gibt die nachfolgende Zusammenstellung Auskunft:

Leichter Infantilismus 1
Organisches Psychosyndrom mit hirnlokalem Einschlag 5
Gestorben 1

Die Beobachtungszeit zwischen dem Krankheitsbeginn und der letzten psychiatrischen Untersuchung betrug mindestens 7 Monate und erreichte in einem Falle 6 Jahre. So war ein leichter (nicht sicher pathologischer) Infantilismus beim bereits dargestellten Fall Nr. 26 (Seite 35) zu finden, und zwar nach einem zweijährigen postoperativen Verlauf. Erhebliche Abbauerscheinungen wurden bei fünf Kindern angetroffen, von denen sowohl die intellektuellen als auch die affektiven Funktionen betroffen waren. Die Kinder erreichten bei der Intelligenzprüfung das Leistungsniveau ihres Alters nicht. Dabei handelt es sich durchwegs um Patienten, deren intellektuelle Entwicklung prämorbid keineswegs aus dem Rahmen der Norm fiel. Die Lernfähigkeit war besonders stark beeinträchtigt, indem die Kinder sich neue Kenntnisse nicht mehr so leicht einprägen konnten wie vor der Krankheit und deshalb schulisch ins Hintertreffen gerieten. Die abnorme Vergeßlichkeit dieser Kinder, ihre Konzentrationsschwäche, ihre rasche Ermüdbarkeit wurden spontan von Eltern und Lehrern angegeben. Diese Symptome konnten mühelos im Rahmen der üblichen Testuntersuchungen nachgewiesen werden. Noch stärker ausgeprägt als die intellektuellen Funktionsstörungen waren die Veränderungen auf dem Gebiet der Affektivität. Apathie und Antriebsarmut, welche nicht selten mit einer Verarmung des Mienenspieles einhergehen, stehen hier im Vordergrund und sind nur zum Teil auf die allgemeine Hirnschädigung zurückzuführen. Die Beteiligung der Stammganglien durch den Krankheitsprozeß dürfte bei der Entstehung dieser Erscheinungen ebenfalls eine Rolle spielen.

Sodann muß noch auf die Tatsache hingewiesen werden, daß sämtliche Kinder, bei denen diese Symptome zur Beobachtung kamen, eine therapeutische Röntgenbestrahlung erhalten hatten, die zwischen 6200 und 11.800 r/l schwankte. In gewissen Fällen ist die Röntgentherapie zweifelsohne imstande, die psychischen Symptome zu bessern. So wurde Hedi H. (Fall Nr. 27) unter dem Einfluß der Bestrahlung (6200 r/l innert Monatsfrist) viel frischer, lebhafter und aktiver, so daß sie nachher wieder fähig war, dem Unterricht zu folgen. Dagegen zeigte der ursprünglich durchschnittliche Schüler Bernhard H. (Fall Nr. 29) heute eine unverkennbare organische Demenz, nachdem ihm vor 4 Jahren, wenige Monate nach Krankheitsbeginn, eine TORKILDSENsche Drainage angelegt worden ist und der Hirndruck für eine diffuse cerebrale Schädigung nicht mehr verantwortlich gemacht werden kann. Er hat indessen eine Bestrahlungsdosis von 10.000 r/l in zwei Serien erhalten.

Schließlich sei noch erwähnt, daß der neunjährige Knabe Eugen M., bei welchem ein cystisches Astrocytom im Bereiche der Stammganglien rechts und des Bodens des 3. Ventrikels vorlag, ein Retardierungssyndrom zeigte, welches mit einer pathologischen Labilisierung und Enthemmung der Affekte einherging. Dieser Fall zusammen mit dem Mädchen Denise S. (Fall Nr. 27) sind die einzigen, bei denen eine Enthemmung angetroffen wurde, wie sie etwa bei Postencephalitikern vorkommt. Eugen wies schließlich als Spätkomplikation eine Pubertas praecox auf, welche nur die körperliche Entwicklung betraf und keinen Einfluß auf das psychische Verhalten ausübte.

c) Zusammenfassung

1. Psychische Symptome waren in den ersten Monaten des Krankheitsverlaufes bei Geschwülsten des 3. Ventrikels in acht von neun Fällen vorhanden. Sie bestanden entweder in regressiven Erscheinungen oder in Bewußtseinstrübungen oder in komplexen, z. T. neuroseähnlichen Syndromen.

2. In den Spätstadien (mehrere Monate bis Jahre nach der operativen Extirpation, Anlagen einer Drainage oder Röntgenbestrahlung) war einmal nur ein leichter Infantilismus zu finden. Bei den übrigen noch lebenden Kindern waren organische Psychosyndrome anzutreffen, die durch eine Reaktionsarmut, eine Antriebsschwäche und eine affektive Gleichgültigkeit ein eigentümliches und bis zu einem gewissen Grade charakteristisches Gepräge erhielten. Eine Enthemmung, wie sie bei anderen Affektionen der Stammganglien beschrieben wird (Postencephalitiker), wurde nur in zwei (nicht röntgenbestrahlten) Fällen angetroffen.

3. Diese Syndrome können nicht als sicher kennzeichnend für einen Tumor des 3. Ventrikels und der Stammganglien bezeichnet werden. Es handelt sich im wesentlichen um infantile organische Psychosyndrome, die durch zusätzliche Störung der Antriebe und eine Verflachung des Gemütslebens eine besondere Färbung erhalten. Diese Störungen der Affektivität lenken auch in Kombination mit den psychischen Zeichen einer generalisierten cerebralen Schädigung die Aufmerksamkeit auf die Stammganglien oder auf die hypothalamische Gegend. Praktisch ist die Differenzierung einer hirnlokalbedingten Antriebsschwäche von ähnlichen Erscheinungen (Apathie, Schwerbesinnlichkeit und Gleichgültigkeit), wie sie in den Anfangsstadien der Bewußtseinstrübung vorkommen, außerordentlich schwierig. Eine zuverlässige Unterscheidung ist meist nur im weiteren Krankheitsverlaufe

möglich, indem die hirnlokalen Erscheinungen auch nach Behebung des Hirndruckes weiterbestehen bleiben.

B. Tumoren der Epiphyse

a) Somatischer Befund

Symptome eines erhöhten intrakraniellen Druckes fehlen bei Tumoren der Epiphyse infolge der frühzeitigen Behinderung der Liquorpassage im Aquädukt wohl nie. Außerdem pflegt regelmäßig eine Blicklähmung nach oben aufzutreten (PARINAUDsches Syndrom), welches nach KRAYENBÜHL und WEBER nahezu als pathognomisch für einen Tumor der Epiphyse angesehen werden darf. Ferner sind nicht selten endokrine Symptome anzutreffen, wie Störungen des Wachstums und eine Stammfettsucht. Eine Pubertas praecox gehört dagegen nach den Erfahrungen von KRAYENBÜHL und LICHTENSTEIN nicht unbedingt zum klinischen Bilde der Epiphysentumoren. Die Prognose ist im allgemeinen ungünstig. Die Kinder sterben meist nach etwa einem halben Jahr.

b) Psychopathologischer Befund

In Anbetracht der kurzen Überlebenszeit und der relativen Seltenheit dieser Tumoren hatten wir lediglich die Gelegenheit, eine Nachuntersuchung bei einem Jüngling vorzunehmen. Ferner haben wir noch die aufschlußreiche Krankengeschichte eines Mädchens beigezogen, welches an einem Astrocytom der Epiphysengegend starb. Aus der neurochirurgischen Literatur (KRAYENBÜHL und WEBER, BALLEY und Mitarbeiter) geht hervor, daß der erhöhte intrakranielle Druck früh zu einer Bewußtseinstrübung führt.

So bestand beim dreijährigen Mädchen Elisabeth S. (Fall Nr. 30) zeitweise eine schwere Somnolenz. Das Kind wurde auch affektlabil, weinerlich. Es regredierte sprachlich und begann sein Bett wieder einzunässen. Nach einigen Wochen trat noch eine Encopresis hinzu. Die Eltern gaben ihr Einverständnis zu einem Eingriff (vorerst zu einer Ventrikulographie) nicht. So wurde das Kind nach Hause entlassen. Es wurde zwei Monate später moribund wieder in die Klinik eingewiesen. Die Sektion ergab ein Astrocytom in der Gegend der Epiphyse.

Vorgeschichte: Werner H. (Fall Nr. 31) 11; 6 Jahre. Wegen Diebstählen von zwei Uhren und Entwendungen von Fahrrädern zum Gebrauch war der Knabe ein halbes Jahr zuvor psychiatrisch begutachtet worden. Er stammt aus einer einfachen Arbeiterfamilie. Sein Vater war einige Jahre lang trunksüchtig. Da die Mutter als Spettfrau arbeitete, waren W. und sein älterer Bruder öfters sich selbst überlassen, so daß sie verwahrlosten. In intellektueller Hinsicht lag prämorbid bei Werner eine unterdurchschnittliche Begabung vor (I. Q. 0,90 nach BINET-SIMON-TERMAN).

Ein Vierteljahr nach der Begutachtung erkrankte W. mit Kopfschmerzen und Erbrechen. Die Abnahme der Sehkraft und des Gehöres führten zur Einweisung des Knaben in die neurochirurgische Klinik.

Befund: Man stellte eine deutliche Somnolenz, eine verlangsamte Auffassung, einen ungenauen und verlangsamten Gedankengang fest. Merkfähigkeit und Orientierung schienen nicht grob gestört zu sein. W. sah jünger aus, als seinem Alter entsprochen hätte. Sein Genitale war eher klein. Es bestanden körperlich keine Zeichen einer beginnenden Pubertät. Eine beidseitige Stauungspapille von 5 Dioptrien, eine Blickparese nach oben, Paresen des Facialis und des Abducens links sowie linksseitige Gesichtshypaesthesie, eine zentrale Schwerhörigkeit, ein lebhafter Tremor und eine Ataxie der linken Körperhälfte, eine hochgradige Stand- und Gangunsicherheit ließen den Verdacht eines Mittelhirntumors aufkommen. Die Schädelleeraufnahme deckte einen großen Verkalkungsherd im Bereiche der Glandula pinealis auf.

Operation: Bei der parieto-occipitalen Craniotomie (Prof. Dr. H. KRAYENBÜHL) konnte ein infiltrativ wachsender Tumor des Mittelhirndaches nachgewiesen werden. Auf die Entnahme von Biopsiematerial wurde aus Rücksicht auf den Patienten verzichtet, da bekanntlich eine Probeexzision leicht Zirkulationsstörungen hervorrufen kann. Dem Aspekt nach drängte sich die Annahme eines Pinealocytoms auf.

Verlauf: Nach der Operation wurde eine Röntgentiefenbestrahlung mit 11.700 r/l innert 78 Tagen vorgenommen. Dabei bildeten sich die neurologischen Symptome weitgehend zurück. 1½ Jahre später wurde eine doppelseitige subtemporale Dekompression nötig. Darauf war W. während längerer Zeit nahezu beschwerdefrei. Erst im Alter von 23 Jahren (also 11½ Jahre nach dem ersten Eingriff) stellten sich wieder Hirndruckerscheinungen ein, die mit einer leichten Benommenheit, einer latenten Parese des rechten Armes, einem Tremor der linken Körperhälfte und einer rapiden Abnahme des Visus (ohne Stauungspapille) einhergingen. Die Symptome bildeten sich nach einer Ventrikulographie zurück. Das EEG spricht für eine Stammhirnaffektion und für eine ausgedehnte Infiltration beider Hemisphären.

Prämorbid vermochte W. dem Schulunterricht mit seiner knappen Begabung noch ohne Klassenrepetition zu folgen. Nach dem ersten Spitalaufenthalt anschließend an die Röntgenbestrahlung wurde er einer Beobachtungsklasse zugeteilt, da seine Leistungen rapid abgenommen hatten. Seine Langsamkeit, seine Schwerfälligkeit, sein geringes Interesse für die Schularbeit, die Verschlechterung der Aufnahmefähigkeit für neuen Stoff trugen wesentlich zum Versagen bei. Außerdem zeigte sich eine Schwächung des Gedächtnisses, welche auch dem Berufsberater auffiel, den W. in der letzten Schulklasse aufgesucht hatte. Darauf absolvierte W. ein Werkjahr und arbeitete in einem Heim für Gebrechliche, wo seinen reduzierten Fähigkeiten gebührend Rechnung getragen werden konnte. Eine eigentliche Berufslehre kam infolge der zunehmenden intellektuellen Schwäche und der abnormen Ermüdbarkeit des Pat. (auch bei vorwiegend manueller Beschäftigung) nicht in Frage.

W. war spät in die Pubertät eingetreten: so hatte er den Stimmbruch mit 16 Jahren bekommen und begann einige Monate darauf sich zu rasieren. Die ersten Ejakulationen sollen mit 17—18 Jahren aufgetreten sein. Von einer Pubertas praecox kann also nicht die Rede sein.

Die *Kontrolluntersuchung,* die im Alter von 23 Jahren anläßlich des letzten Klinikaufenthaltes stattfand, bestätigte, daß die intellektuellen Fähigkeiten des jungen Mannes eine deutliche Einbuße erlitten hatten (I. Q. nach Binet-Simon-Terman 0,75). Schlecht wurden Aufgaben gelöst, die größere Anforderungen an das selbständige Denken und das Abstraktionsvermögen stellen. Bessere Resultate wurden bei eingeübten Tätigkeiten, wie beim Rechnen, erzielt. Merkfähigkeit und Frischgedächtnis genügen den Anforderungen nicht, die den Erwachsenen gestellt werden. Eine erhebliche Streuung der Resultate spricht zusammen mit der mnestischen Schwäche für eine geschädigte, ursprünglich etwas bessere Intelligenz. Zu gleichen Schlußfolgerungen führte der Formdeuteversuch nach Rorschach, wo neben gut gesehenen und zum Teil auch kinaesthetischen Antworten sehr schlechte Deutungen gegeben wurden. Ferner bestanden die Zeichen einer latenten Enthemmung der Affekte (starkes Überwiegen der FbF- und Fb-Antworten gegenüber den FFb). Sonst war Pat. gleichgültig, apathisch und ausgesprochen antriebsarm.

Der Fall von W. ist von besonderem Interesse, weil die Ergebnisse einer genauen psychiatrischen Untersuchung vorliegen, die zufällig ¼ Jahr vor Krankheitsbeginn stattfand. Der Vergleich des prämorbiden Zustandes mit den gegenwärtigen Untersuchungsergebnissen läßt einen deutlichen Demenzprozeß organischer Natur erkennen. Die psychopathologischen Symptome der ersten Phase (Bewußtseinstrübung mit Begleiterscheinungen) sind vorwiegend auf den erhöhten intrakraniellen Druck zurückzuführen. Wieweit dieser für den Demenzprozeß von ursächlicher Bedeutung ist, läßt sich nur schwer bestimmen. Heute besteht 11½ Jahre nach der ersten Operation noch die gleiche Erweiterung der Seitenventrikel. Auch das progrediente Tumorwachstum, welches allmählich die Hemisphären infiltriert, mag eine zusätzliche und immer ausgedehntere cerebrale Schädigung hervorgerufen haben. Das beschriebene Zustandsbild kann für einen Tumor der Epiphyse, psychopathologisch gesehen, nicht als pathognomisch bezeichnet werden. Die Antriebsschwäche mag vielleicht auf die Beteiligung der Stammganglien hinweisen.

C. Tumoren der Hypophyse und des Chiasma (Opticustumoren)

a) Somatischer Befund

In dieser Gruppe sind neun Kinder zu finden (fünf Knaben und vier Mädchen), die beim Auftreten der ersten Symptome 2;3 bis 12 Jahre alt waren. Fünfmal lag ein Kraniopharyngeom vor; in drei Fällen wurde die Diagnose histologisch verifiziert und in beiden anderen Fällen operativ gesichert. Einmal wurde die cystische Natur des Kraniopharyngeomes durch Aspiration des Cysteninhaltes nachgewiesen; das andere Mal wurde ein solider, inoperabler Tumor gefunden, der sich aus der Sella gegen das Zwischenhirn entwickelte. Abgesehen von den erwähnten Kraniopharyngeomen wurden noch ein malignes Hypophysenadenom und zwei intrakraniale Opticusgliome angetroffen. Schließlich gehört hierzu noch ein Kind mit einem Morbus HAND-SCHÜLLER-CHRISTIAN, bei welchem das xanthomatöse Granulationsgewebe die Hypophyse vollständig eingemauert und die Sella weitgehend zerstört hatte, so daß eine sekundäre Endokrinopathie daraus resultierte.

Die Dauer der Anamnese war verschieden je nach dem histologischen Aufbau der Tumors. Sie war relativ kurz für das maligne Hypophysenadenom und länger für die Opticusgliome und die Kraniopharyngeome. In den letztgenannten histologischen Gruppen schwankte die Dauer des Krankheitsverlaufes je nach der Ausprägung der Symptome: stand z. B. die Wachstumsverzögerung im Vordergrund, so konnte es viele Jahre dauern, bis an die Möglichkeit eines Tumors überhaupt gedacht wurde. Lagen ein erhöhter intrakranieller Druck oder Sehstörungen (Hemianopsie) vor, so fand eine ärztliche Untersuchung viel früher statt. Ein Klein- oder Zwergwuchs war in allen Fällen von Kraniopharyngeom anzutreffen. Dieses Symptom fehlte auch nicht beim malignen Hypophysenadenom, bei einem Gliom des Chiasma und beim Morbus HAND-SCHÜLER-CHRISTIAN. Es war lediglich bei einem Kind mit einem z. T. intrakranialen Opticusgliom nicht vorhanden. In diesem Falle erreichte der intrakranielle Anteil des Tumors nicht einmal die Dicke von 1 cm, so daß kaum mit sekundären Erscheinungen durch Druck auf die Nachbarschaft zu rechnen war.

Eine Dystrophia adiposo-genitalis war bei zwei Kindern vorhanden. Patienten im Pubertätsalter oder darüber wiesen ausnahmslos eine erhebliche Verzögerung der genitalen Entwicklung auf. Weitere Symptome, wie Polyphagie oder Anorexie oder Polydipsie, wurden in einigen, aber nicht in allen Fällen gefunden. Störungen des Schlafes wurden nur in einem Fall angegeben. Hirndruckerscheinungen vermißte man schon in den Anfangsstadien des Kraniopharyngeoms relativ oft. Regelmäßig waren erhebliche Sehstörungen (Hemianopsien, Amblyopien bis Amaurosen) zu verzeichnen, die durch direkten Druck des Tumors auf den Tractus opticus entstanden waren. Im EEG trat im allgemeinen eine mittelschwere bis schwere generalisierte Abnormität des Wellenbildes in Erscheinung. Einmal wies das EEG lediglich die Zeichen einer verzögerten Reifung auf (Fall Nr. 34).

b) Psychopathologischer Befund

Die psychopathologischen Untersuchungsresultate dieser Gruppe weisen eine bemerkenswerte Einheitlichkeit auf. *Bewußtseinsstörungen* waren in zwei Fällen (Nr. 36 und 37) anzutreffen, bei denen die Zeichen eines erhöhten Hirndruckes besonders ausgeprägt waren. Die anderen Patienten zeigten ausnahmslos eine erhebliche Retardierung der affektiven Reifung. Die intellektuellen Fähigkeiten hatten dagegen meist keine Einbuße erlitten. Das Retardierungssyndrom erhielt häufig ein eigentümliches Gepräge, und zwar durch eine Veränderung der Antriebe, entweder im Sinne einer vermehrten Betriebsamkeit oder umgekehrt im Sinne einer abnormen Apathie. Daß zusätzliche Störungen einzelner Triebe (z. B. der Nahrungs- und Flüssigkeitsaufnahme) ebenfalls anzutreffen waren, wurde bereits erwähnt. Bewußtseinsstörungen bildeten sich postoperativ mit der Behebung des Hirndruckes zurück. Das Retardierungssyndron blieb nach dem Eingriff in allen Fällen bestehen und gab vereinzelt zu zusätzlichen reaktiven Störungen Anlaß. In einem Fall (Nr. 36) erfuhren unter dem Einfluß der Röntgentherapie die Antriebsstörungen eine bemerkenswerte Besserung.

Vorgeschichte: Daniel C. (Fall Nr. 32) zeigte mit 2; 2 Jahren im Anschluß an eine Pertussis die ersten Symptome eines Hirntumors. Seine Eltern sind intellektuell wenig begabte Bergbauern. Oligophrenien sind in der weiteren Verwandtschaft nicht zu finden. Zwei ältere Schwestern haben sich bisher in jeder Hinsicht unauffällig entwickelt. Schwangerschaft, Geburt und erste Entwicklung verliefen bei Daniel regelrecht. Er lernte zu Beginn des zweiten Lebensjahres gehen und sprechen. Nach dem erwähnten Keuchhusten, der nicht besonders schwer verlief, setzte eine hartnäckige Anorexie ein. Einige Monate später zeigte der Knabe auch eine Unsicherheit beim Gehen. Ferner hatte der Hausarzt den Eindruck, daß die psychische Entwicklung von diesem Zeitpunkt an eine Verzögerung erfuhr.

Im Alter von 3 Jahren wurde die Anorexie durch einen pathologisch vermehrten und qualitativ veränderten Appetit abgelöst. Es stellten sich ungewöhnliche Eßgelüste ein, indem der Knabe z. B. hartnäckig ungekochte Makkaroni zu essen verlangte. Sein Gewicht nahm wieder zu, so daß eine erhebliche Adipositas entstanden war, als das Kind mit 3; 6 Jahren in die neurochirurgische Klinik eintrat.

Befund: Eine bilaterale Opticusatrophie hatte auf der rechten Seite bereits zu einer Amaurose geführt. Am linken Auge war eine temporale Hemianopsie nachzuweisen. Im EEG bestand eine generalisierte Abnormalität ohne sicheren Herdbefund. Das Ventrikulogramm zeigte eine etwas mandarinengroße, linkskonvexe supraselläre Cyste. Der dritte Ventrikel schien nach hinten und oben verdrängt zu sein. Die Sella war vergrößert. Außerdem waren vertiefte Impressiones digitatae zu sehen. Das Kind war dauernd apathisch bis leicht somnolent. Eine eigentliche Schlafsucht war nicht zu beobachten.

Operation: Die rechtsseitige frontale osteoplastische Kraniotomie (Prof. Dr. H. KRAYENBÜHL) deckte ein großes, teils intra-, teils supraselläres Kraniopharyngeom auf. Nach der Aspiration von 40 cm³ einer schmutzigbraunen Flüssigkeit wurde die Vorderwand der kollabierten Cyste reseziert.

Verlauf: Der Knabe überstand den Eingriff gut und schien schon nach wenigen Tagen die präoperative Somnolenz verloren zu haben. Als er 10 Tage nach der Operation aus der Klinik entlassen wurde, war er wesentlich lebhafter als vor dem Eingriff. Ebenso waren die abnormen Eßgelüste verschwunden. Als Restsymptome blieben lediglich die Amaurose rechts und eine temporale Hemianopsie links weiterbestehen.

Im Alter von 4 Jahren wurde wegen eines Rezidivs eine zweite Operation nötig. Der Rückfall wurde durch Kopfschmerzen, Erbrechen und eine hartnäckige

Anorexie eingeleitet. Es gelang nun, eine radikale Entfernung der wieder ange-
füllten Cyste allerdings unter Opferung des Nervus opticus auf der rechten Seite.
Der postoperative Verlauf wurde lediglich durch eine starke (wahrscheinlich zentral
bedingte) Hyperthermie kompliziert. Der Knabe konnte 2 Wochen nach dem Eingriff in wesentlich gebessertem Zustande nach Hause entlassen werden. Im folgenden Jahre stellte sich eine starke Polydipsie ein, indem das Kind bis zu 4 Liter
Flüssigkeit im Tage trank. Seine körperliche und psychische Entwicklung blieb in
zunehmendem Maße zurück. Charakterlich wirkte Daniel gar nicht knabenhaft.
Er war sehr weich, fügsam und bevorzugte Mädchenspiele wie die Beschäftigung
mit Puppen. Mit 7; 6 Jahren war er erst 105 cm lang, wog dafür 25 kg, wobei er
eine ausgeprägte Stammfettsucht aufwies. Die Einschulung war am regulären
Termin nicht möglich.

Daniel ißt wenig und zeigt eine Vorliebe für Teigwaren und Kartoffeln. Er
trinkt ohne äußere Veranlassung viel mehr als gleichaltrige Kinder und erreicht
eine Trinkmenge von etwa 2½ Liter täglich. Erzieherisch bereitet er keine großen
Schwierigkeiten, indem er fügsam, unselbständig und anhänglich ist. Er versucht
seine Ziele durch ein einschmeichelndes Verhalten beim Erwachsenen zu erreichen.
In der Schule (Daniel besucht jetzt die erste Klasse) zeigt der Knabe nur wenig
Interessen. Den Anforderungen zu Leistungen begegnet er mit Stumpfheit und
Gleichgültigkeit. Er benutzt gerne die unkontrollierbare Angabe von Kopfschmerzen, um unangenehmen Pflichten auszuweichen. Er scheint bei der Arbeit rasch zu
ermüden und zeigt mit seinen 8½ Jahren bei weitem nicht die gleiche Konzentrationsfähigkeit wie andere Erstkläßler.

Nachuntersuchung im Alter von 8; 6 Jahren: Länge 112 cm[1] (Defizit 17 cm,
Wert außerhalb der Perzentile 3), Gewicht 27 kg (Überschuß 8,5 kg). Zahnentwick-
lung auf der Stufe eines Sechs- bis Siebenjährigen. Genitalien klein.

Daniel war stets in Bewegung und konnte kaum einige Minuten bei einem
Test oder im Gespräch ausharren, ohne im Zimmer herumzuspringen. Er ermüdete bei der intellektuellen Arbeit sehr rasch und lebte beim Spiel erst wieder auf.
Er zeigte jedoch auch hier nur wenig Einfälle und Phantasie. So entstand beim
Scenotest kein organisiertes Spiel, wie es sonst in diesem Alter erwartet werden
darf. Daniel gab sich z. B. mit reinen Bewegungsspielen (Autos, Eisenbahn) zu
frieden, wie sie bei viel jüngeren Kindern üblich sind. Ebenso primitiv waren seine
Zeichnungen, in welchen er nur eine bunte Zusammenstellung von Farben vor-
nahm und das Formelement ganz außer Betracht ließ. — Intelligenzquotient nach
BINET-SIMON-KRAMER 0,80 (ohne wesentliche Streuung). Isolierte Ausfälle, wie z. B.
auf dem Gebiet der Gedächtnisfunktionen, bestehen nicht. Der Formdeuteversuch
nach RORSCHACH und die analytischen Fabeln nach Düss bestätigen den erheblichen
Rückstand der intellektuellen und affektiven Entwicklung. Funktionsausfälle wie

---

[1] Als Normalwerte für die Körperlänge und das Gewicht haben wir die Tabelle
nach MARTIN-DU PAN (Schweiz. Ärztezeitung 35, 2—5, 1954) benützt, die zuverlässige Werte für Schweizer Kinder enthalten dürfte. Bekanntlich eignen sich die
Werte nach PIRQUET für die Beurteilung der Schweizer Kinder heute nicht mehr.
Andere ausländische Werte, wie die Tabellen nach MEREDITH und STUART, be-
ziehen sich auf eine ethnologisch anders zusammengesetzte Bevölkerung, die erst
noch in anderen Verhältnissen lebt als die Schweizer Bevölkerung. Während die
Werte nach PIRQUET durchwegs niedrig sind, dürften die an nordamerikanischen
Kindern gewonnenen Durchschnittszahlen für die Schweizer Kinder zum Teil zu
hoch sein.

die Amaurose und die Hemianopsie haben nicht zu sekundären, psychoreaktiven Störungen Anlaß gegeben.

Im geschilderten Fall hat sich ein Kraniopharyngeom im frühen Kindesalter zu einer erheblichen Größe entwickelt und schon im Alter von 2; 2 Jahren die ersten Symptome hervorgerufen, welche im Anschluß an Pertussis manifest wurden. Nach BAILEY sollen oft Tumorsymptome erstmals nach einem Keuchhusten zur Beobachtung gelangen, und zwar infolge der beim Hustenanfall auftretenden erheblichen Schwankungen des intrakraniellen Druckes. Wahrscheinlich kommt hier dem Keuchhusten lediglich die Bedeutung einer auslösenden Ursache zu, indem die physischen und psychischen Symptome auf das rasch wachsende Kraniopharyngeom und nicht auf eine cerebrale Schädigung durch die Pertussis zurückzuführen sind. Wie ANNEL überzeugend gezeigt hat, bewirkt in der Regel der Keuchhusten nur während der ersten 1½ Lebensjahre einen nachhaltigen cerebralen Schaden. Daniel befand sich bereits deutlich jenseits der kritischen Grenze.

Die Kombination einer erheblichen Verzögerung der affektiven Ausreifung mit der Störung einzelner Triebe (Anorexie, Eßgelüste, Polydipsie) und der Antriebe (abrupter Wechsel von Apathie und Erethismus) scheinen uns einigermaßen für einen Tumor der Zwischenhirn-Hypophysengegend charakteristisch zu sein. Ähnliche Syndrome wurden bei den anderen Kindern gefunden, die wir aus Raumersparnisgründen nicht einzeln darstellen können. Ungewöhnlich ist jedoch der Rückstand der intellektuellen Entwicklung nach einer im ersten Jahr normal verlaufenen Entwicklung. Dieser Befund legt die Vermutung nahe, daß Hypophysen-Zwischenhirntumoren auch eine globale Schädigung der intellektuellen Funktionen nach sich ziehen können, sofern sie bereits in den ersten Lebensjahren eine gewisse Ausdehnung erreichen. Dem Hirndruck kam im soeben geschilderten Falle nur eine untergeordnete Bedeutung zu. Daß dies nicht sein muß, zeigt die nächste Krankengeschichte (Fall Nr. 36).

Vorgeschichte: Hanni H. war beim Eintritt in die neurochirurgische Klinik 12; 5 Jahre alt. In der Familienanamnese ist eine Häufung von intrakraniellen Geschwülsten erwähnenswert. Der Vater des Mädchens starb mit 35 Jahren an einem malignen Hypophysenadenom. Eine Tante mütterlicherseits mußte wegen eines Acusticusneurinoms auf der hiesigen neurochirurgischen Klinik operiert werden. Hanni selbst hatte sich bis zum Schulalter ohne Störungen entwickelt.

Jetziges Leiden: Als es mit 6; 9 Jahren in die Schule eintrat, gehörte es bereits zu den Kleinsten. Die Schulleistungen, die vorerst mittelmäßig gewesen waren, ließen in der zuletzt besuchten Klasse merklich nach. Das Mädchen ermüdete nach Beobachtungen des Lehrers rascher als vorher. Zu Hause ertrug es den Lärm und den Streit der jüngeren Geschwister nicht mehr.

3—4 Monate vor dem Eintritt in die Klinik begann H. über Kopfschmerzen nach Sonnenbestrahlung zu klagen. Als sich noch Erbrechen, Nackensteifigkeit und leichter Schwindel einstellten, wurde es mit dem Verdacht auf eine akute Poliomyelitis in ein Kinderspital eingewiesen. Diese Diagnose wurde jedoch nicht bestätigt. Es konnten damals weder eine Stauungspapille noch andere neurologische Symptome nachgewiesen werden. Darauf wurde das Kind nach Hause entlassen, nachdem Kopfschmerzen und Erbrechen eine gewisse Besserung erfahren hatten. In den folgenden Wochen stellten sich erhebliche Sehstörungen ein, die zur Feststellung eines Visuszerfalles und beidseitiger Stauungspapillen führten.

Befund: Kleinwuchs (Größe 136 cm. Sollwert nach MARTIN-DUPAN 150 cm), keine Adipositas (Gewicht 22,5 kg), stark reduzierter Allgemeinzustand, Schädelscheppern, pulssynchrones intrakraniales Geräusch beidseits temporal, Abduzensparesen beidseits, Hypotonie und Rumpfataxie. Die beiden letzten Symptome ließen differentialdiagnostisch auch einen Tumor des Kleinhirnwurmes in Erwägung ziehen. Die Röntgenaufnahme des Schädels brachte indes eine diagnostische Klärung: sie zeigte eine Sprengung der Nähte, vertiefte Impressiones digitatae, eine Ausweitung und eine Verdünnung des Bodens der Sella sowie eine intra- und suprasellläre Verkalkung. Somit gewann die Diagnose eines Kraniopharyngeoms erheblich an Wahrscheinlichkeit. Das EEG ließ auf eine mittelschwere generalisierte abnorme elektrische Hirntätigkeit mit Fernwirkungen bald frontal und bald occipital schließen.

Wegen einer akuten allgemeinen Verschlechterung, welche mit einer erheblichen Trübung des Bewußtseins einherging, wurde ein Ventrikulogramm angefertigt. Dieses deckte einen mächtigen Hydrocephalus internus beider Seitenventrikel auf. Der 3. Ventrikel schien verlegt zu sein, so daß keine Kommunikation zwischen beiden Seitenventrikeln mehr bestand.

Operation: Es wurde zunächst eine Ventrikeldrainage nach TORKILDSEN angelegt, wobei sich der intraventrikuläre Druck als mächtig erhöht erwies. Diese Maßnahme genügte jedoch nicht, um den zunehmenden Visuszerfall aufzuhalten, so daß einige Tage später eine Chiasmaexploration vorgenommen wurde (PD. Dr. G. WEBER). Hier kam retrochiasmatisch ein großes suprasellläres Kraniopharyngeom zum Vorschein. Die histologische Schnelluntersuchung ergab das Vorliegen von Plattenepithel. Eine Cystenbildung konnte mittels wiederholter Punktionen nicht nachgewiesen werden. Postoperativ wurde eine Röntgenbestrahlung der Tumorgegend vorgenommen. Das Kind erhielt 6000 r/l innert Monatsfrist.

Psychopathologisch standen zu Beginn des Krankheitsverlaufes die bereits erwähnten Symptome (Nachlassen der Leistungen, Verlust des Konzentrationsvermögens, vermehrte Ermüdbarkeit, Reizbarkeit) im Vordergrund, die als erste Stadien der Bewußtseinstrübung aufzufassen und auf den zunehmenden Hirndruck zurückzuführen waren. Die genaue Besprechung der Anamnese ergab jedoch, daß Hanni seit Jahren in der affektiven Entwicklung zurückgeblieben war. Es war bemerkenswert fügsam und der Mutter ergeben. Es ließ ein Streben nach Selbstständigkeit vermissen. Ein sehr infantiles Verhalten legte H. auch nach der Operation an den Tag, indem es gerne wie ein kleineres Kind, z. B. mit einer Musikdose, spielte. Auf einen erheblichen Infantilismus ließen auch die Ergebnisse des Formdeuteversuchs nach RORSCHACH und die analytischen Fabeln nach DÜSS schließen. Der affektive Entwicklungsrückstand war durch einen depressivapathischen Zug kompliziert, der sich im Verlaufe der Röntgentherapie zurückbildete. Das anfänglich unfrohe, antriebsarme Mädchen wandelte sich in ein unternehmungslustiges und fröhliches Kind, dem allerdings auch bei der Entlassung infantile Merkmale weiter anhafteten. Störungen der intellektuellen Entwicklung lagen nicht vor.

c) Zusammenfassung

1. Tumoren der Hypophysen-Zwischenhirngegend (Kraniopharyngeome, Hypophysenadenome, Opticusgliome) gehen, sofern sie zu psychischen Symptomen Anlaß geben, regelmäßig mit einer erheblichen Retardierung der affektiven Entwicklung einher. Diese fällt oft nicht ohne weiteres auf, da die Kinder auch in ihrem körperlichen Wachstum zurückbleiben.

2. Pathologische Veränderungen der intellektuellen Funktionen wurden nur entweder bei einer erheblichen akuten Erhöhung des intrakraniellen Druckes (Bewußtseinstrübung) oder bei frühkindlichem Krankheitsbeginn (sekundäre Debilität) angetroffen.

3. Störungen der Triebe (Polyphagie, Polydipsie, Eßgelüste), des Schlafes und der Antriebe (Wechsel von Apathie und übermäßiger Betriebsamkeit) verleihen dem Retardierungssyndrom eine besondere — diencephale — Färbung, die auf die besondere Lokalisation des Tumors hinweisen kann. Die genitale und psychosexuelle Entwicklung ist in allen Fällen erheblich verzögert und gibt oft zu sekundären psychoreaktiven Störungen Anlaß.

D. Tumoren der Kommissuren

Tumoren der Kommissuren, nämlich jener anatomischen Formationen, die die funktionelle Verbindung zwischen beiden Hemisphären gewährleisten, pflegen häufig — zumindest beim Erwachsenen — mit erheblichen psychischen Störungen einherzugehen. Am besten ist die Psychopathologie des Balkens bekannt (ALPERS, LEJONNE, CRAMER). Ein 17jähriger Jüngling wurde von E. MONIZ beschrieben, der infolge eines Balkentumors einen schweren Demenzzustand mit starker Aggressivität und Urininkontinenz zeigte. Was aber nach ALPERS psychopathologisch für eine Beteiligung des Corpus callosum charakteristisch ist, besteht in der Unfähigkeit, neue Kenntnisse in den bisherigen Erfahrungsschatz einzugliedern. Bei an sich intakter Merkfähigkeit können die neuen Sinneseindrücke nicht mehr in den bisherigen Assoziationenschatz aufgenommen werden. Es liegt somit eine exquisite Störung im Strukturieren vor. Daneben werden eine pathologische Gleichgültigkeit und Apathie, Störungen der Aufmerksamkeit und eine abnorme Ermüdbarkeit regelmäßig beschrieben. In unserem Untersuchungsgut liegt zwar kein Balkentumor vor. Dagegen bot ein 14jähriger Knabe mit einem Gliom des vorderen Schenkels des Fornix und des Septum pellucidum ein Krankheitsbild, welches manche Ähnlichkeiten mit einem Balkensyndrom aufwies und welches kurz geschildert werden soll:

Vorgeschichte: Konrad H. (Fall Nr. 41) war beim Eintritt in die neurochirurgische Klinik 14; 4 Jahre alt. Unter den Vorfahren ist eine Häufung von Tumoren bei den Großeltern zu erwähnen (zwei Carcinome und ein Myom). Die Eltern und zwei Schwestern sind gesund. Konrad hat sich bis vor wenigen Monaten in jeder Beziehung erfreulich entwickelt. In der Schule gilt er als überdurchschnittlich intelligenter, pflichtbewußter Schüler, der bei seinen Kameraden sehr beliebt ist.

Im Alter von 14; 1 Jahren wurde er beim Velofahren von einem Auto gestreift, stürzte zu Boden und zog sich dabei eine Commotio cerebri zu. Er war einige Stunden bewußtlos und nachher noch einige Tage somnolent. Anzeichen einer Schädelfraktur bestanden nicht. Eine Lumbalpunktion wurde nicht vorgenommen. K. erholte sich relativ rasch und besucht nach 3 Wochen Bettruhe wieder die Schule. Er klagte damals über keinerlei subjektive Beschwerden. Doch stellten seine Lehrer ein leichtes Nachlassen seiner Konzentrationsfähigkeit und seiner Leistungen fest.

2½ Monate später brach K. abends plötzlich zusammen, als er die Toilette aufsuchen wollte. Er war 2 Tage lang verwirrt, desorientiert und motorisch sehr erregt, so daß er als Notfall in die neurochirurgische Klinik eingewiesen wurde. Subjektiv bestand ein starker Kopfschmerz.

Befund: Meningeale Reizerscheinungen (Nackensteifigkeit, pos. KERNIG). Asymmetrische Sehnenreflexe, rechts schwächer als links. Positiver BABINSKI links, fraglicher positiver BABINSKI rechts. Keine Anzeichen einer Steigerung des intrakraniellen Druckes. EEG: diffuse, schwere Abnormität mit Maximum in der rechten Frontalregion. Carotis- und Vertebralisangiogramme: keine Anhaltspunkte für eine Gefäßmißbildung. Lumbales Luftencephalogramm: mittelstark blutiger, xanthochromer Liquor; im Röntgenbild war in der Pars centralis und im rechten Vorderhorn eine Aussparung der Füllung zu sehen. Außerdem lag eine diskrete Dilatation beider Seiten- und des 3. Ventrikels vor. Es wurde infolgedessen eine Ventrikelblutung bei einem Tumor des vordersten Anteils des rechten Seitenventrikels angenommen.

Die *Operation,* die einige Tage später vorgenommen wurde (Prof. Dr. H. KRAYENBÜHL), deckte eine kirsch- bis walnußgroße gliomatöse Blutungscyste im vordersten Abschnitt des Septum pellucidum, des Fornix sowie der medialen Wand des rechten Vorderhornes auf. Die histologische Schnelluntersuchung ließ auf ein Gliom schließen, welches vorwiegend aus Astrocyten aufgebaut war.

Psychopathologische Symptome: Beim Eintritt in die Klinik befand sich der Knabe in einem dämmerigen Zustand. Er war meistens somnolent, aber weckbar und zeigte eine ausgesprochene Schwerbesinnlichkeit. Amnestische Lücken überbrückte er durch Konfabulationen. Postoperativ klang die Bewußtseinstrübung innert einiger Tage ab. Sie wurde durch ein eigentümliches Syndrom abgelöst, welches während vieler Wochen bestehen blieb und nur eine sehr langsame Tendenz zur Remission zeigte. K. blieb meistens passiv in seinem Bett oder später auf seinem Stuhl sitzen. Sein Gesichtsausdruck war, was beim intelligenten Knaben besonders auffiel, läppisch und leer. Die örtliche Orientierung war bereits zwei Wochen nach dem Eingriff gut. Die zeitliche Orientierung blieb während vieler Wochen erheblich gestört, und zwar, weil K. nicht imstande war, auch markante Ereignisse in sein Gedächtnis aufzunehmen. Schon nach wenigen Stunden wußte er z. B. nicht mehr, daß er von seinen Eltern besucht worden war. Diese schwerste Störung des Frischgedächtnisses war um so bemerkenswerter, als die unmittelbare Merkfähigkeit intakt erschien. So war K. bei der Intelligenzprüfung ohne weiteres imstande, acht Zahlen vorwärts und sechs Zahlen rückwärts zu wiederholen. Ebenso reproduzierte er einen 21silbigen Satz fehlerfrei. — Stieg aber die Latenzzeit zwischen der Aufnahme eines Sinneseindruckes und dessen Reproduktion oder sogar zwischen einem eigenen Entschluß und dessen Ausführung nur auf einige Minuten an, so zeigte sich, daß das Gedächtnis vollends versagte. Dies war besoiders eindrücklich beim Scenotest: Konrad hatte sich vorgenommen, eine Kirche zu bauen. Da die Ausführung des Planes naturgemäß einige Zeit erforderte, stand K. plötzlich ganz ratlos vor dem begonnenen Gebäude und wußte gar nicht mehr, was er eigentlich zu bauen beabsichtigte. Ganz im Gegensatz zu dieser elektiven Störung des Frischgedächtnisses war das Altgedächtnis praktisch intakt. Es bestand nur eine kurze Amnesie von einigen Tagen für die Ereignisse, die in Zusammenhang mit der früheren Commotio standen. Was sich aber in der Rekonvaleszenz und im freien Intervall bis zur Erkrankung ereignet hatte, war korrekt aufgenommen und im Gedächtnis behalten worden.

Die Aufmerksamkeit (aktive und passive) war nicht gestört. Die Konzentrationsfähigkeit schien dagegen etwas vermindert zu sein. So wurde ein Monat nach der Operation ein Rechenversuch nach KRAEPELIN vorgenommen, wobei als Vergleich die Normwerte nach ACHTNICH herangezogen wurden. Es zeigte sich, daß die totale Arbeitsleistung in einer Stunde nur rund 55% des altersüblichen Ausmaßes erreichte, daß kein Übungszuwachs zu verzeichnen war und daß die ausgemittelte Kurve einen gleichmäßig fallenden Verlauf aufwies. Die Fehlerzahl nahm in den letzten 12 Minuten des Versuches gewaltig zu, und K. löste sogar in der letzten Teilzeit nur die Hälfte aller Aufgaben. 4 Wochen später zeigte sich eine deutliche Vermehrung der Leistungen um ca. 30%. Auch diesmal fiel die Kurve gleichmäßig ab. Der terminale Fehleranstieg blieb jedoch aus. Parallel dazu hatten sich die übrigen Symptome etwas gebessert: K. war aktiver und frischer geworden. Die Störung des Gedächtnisses blieb noch bestehen. So kopierte K. die „figure complexe" nach REY mit einer bemerkenswerten Präzision und unter Einhaltung der richtigen Proportionen. Bei der Reproduktion aus dem Gedächtnis nach 3 Minuten arbeitete er außerordentlich langsam. Er erhielt dabei nur acht Punkte und hätte nach seinem Alter 17 Punkte erreichen sollen.

Der Befund beim Knaben Konrad H. legt den Schluß nahe, daß eine Läsion des Fornix und des Septum pellucidum ein psychopathologisches Syndrom hervorrufen kann, welches eine große Ähnlichkeit mit den Zustandsbildern aufweist, die bei Tumoren des Balkens beschrieben werden. Wesentlich ist wohl, daß nach dem Abklingen der akuten Episode ein Syndrom zurückgeblieben ist, welches mit einer massiven Schädigung des Frischgedächtnisses einherging. Diese Tatsache ist um so bemerkenswerter, als derart grobe Störungen des Frischgedächtnisses bei intakter Besonnenheit im Kindesalter sonst nicht angetroffen wurden. Es sieht so aus, als ob der Kranke zwar imstande wäre, sich für ganz kurze Zeit Sinneseindrücke, Befehle, Begriffe, eigene Entschlüsse usf. zu merken. Er ist aber nicht fähig, diese psychischen Inhalte in den bisherigen Assoziationsschatz einzugliedern. Der Strukturierungsvorgang beim Erwerb neuer Assoziationen scheint grundlegend gestört zu sein. Auch wenn beim Vergleich psychischer Erscheinungen mit neurophysiologischen Vorgängen größte Vorsicht geboten ist, so ist diese Strukturierungsstörung gut verständlich, wenn man bedenkt, daß die Kommissuren (Corpus callosum, Fornix, Septum pellucidum), die Rindenfelder miteinander verbinden und daß deren Intaktheit für eine ungestörte assoziative Tätigkeit erforderlich ist.

Die Denkstörung des Kommissurensyndroms ist naturgemäß eng mit der Beeinträchtigung des assoziativen Vorganges verbunden. Die Gedankenbildung wird einmal durch die Gedächtnisschwäche erschwert: der Kranke ist nämlich nicht mehr imstande, in der Gegenwart zu leben, da er ja fortlaufend alle Sinneseindrücke wieder vergißt. Er bleibt in seinem Geistesleben dort stehen, wo er sich bei der Erkrankung befand. Diese Unfähigkeit, mit der Zeit Schritt zu halten, mag auch bis zu einem gewissen Grade die Gleichgültigkeit des Patienten erklären. Immerhin dürften die Apathie und die Verstimmung im Sinne einer unbegründeten Euphorie in Zusammenhang mit der Schädigung anatomischer Strukturen stehen. Rein psychoreaktiv müßte das Erleben des schweren Gedächtnisdefektes eher zur Depression als zu einer stumpfen Euphorie führen.

E. Tumoren der Hemisphären

Tumoren der Hemisphären waren bei elf Kindern zu finden. Es erscheint als zweckmäßig, bei der Darlegung der Resultate eine Unterteilung dieser Gruppe je nach der lobären Lokalisation der Geschwülste vorzunehmen. Auch hier trägt eine anatomische Klassifikation den pathologischen Vorgängen nicht immer voll Rechnung, da das Tumorwachstum verschiedentlich nicht auf einen Lappen beschränkt bleibt. Die Aufteilung unseres Krankengutes auf die verschiedenen Lappen ergibt folgende Zahlen:

Occipitallappen	2 Kinder
Temporallappen	3 Kinder
Parietallappen und Insel	je 1 Kind
Frontallappen	4 Kinder

Da auf die verschiedenen Lappen jeweilen nur einige wenige Tumoren entfallen, ist es nicht immer möglich, die Ergebnisse global zu schildern. Es läßt sich deshalb vermeiden, in vermehrten Maße einzelne Fälle zu beschreiben.

Occipitallappen

Es handelte sich hier um einen jüngeren Knaben und um ein Schulmädchen, die kurz vorgestellt werden sollen:

Vorgeschichte: Paul W. (Fall Nr. 42) entwickelte sich bis zu seinem 4. Lebensjahr regelrecht. Er war allerdings schon als Kleinkind empfindsam und stotterte vorübergehend leicht mit 3; 6 Jahren. Bis zur Erkrankung zeigte er keine Anzeichen einer Trotzphase. Er gleicht konstitutionell mehr seinem Vater, weshalb er seiner etwas wesensfremden Mutter einige erzieherische Schwierigkeiten bereitete. Er ist das älteste von drei Geschwistern.

Jetziges Leiden: Mit drei Jahren stellten sich die ersten Symptome ein: Kopfweh, Erbrechen, Anorexie und Schlafstörungen. Gleichzeitig traten auch psychische Veränderungen auf: der Knabe verlor seine spontane Aktivität, wurde mürrisch und reizbar. Zeitweise wurde er sehr aggressiv.

Operation: Ein halbes Jahr nach Krankheitsbeginn wurde ein großes, z. T. cystisches Oligodendrogliom auf der neurochirurgischen Klinik (Prof. Dr. H. KRAYEN-BÜHL) radikal entfernt. Der enorme Tumor hatte zwar seinen Hauptsitz im Occipitallappen rechts, dehnte sich aber noch in den angrenzenden Temporal- und Parietallappen aus. Er war 115 g schwer und wies noch eine paraventrikuläre Cyste auf, deren Inhalt 50 cm³ betrug. Die somatischen Symptome bestanden in einem erhöhten intrakraniellen Druck, in einer homonymen Hemianopsie nach links sowie in Pyramidenzeichen und einem rechtsseitigen cerebellären Syndrom durch Fernwirkung auf den Hirnstamm und die rechte Kleinhirnhemisphäre. Die Lokalisation war durch die Röntgenleeraufnahme des Schädels geklärt worden (Knochendefekte in der rechten parieto-occipitalen Gegend). Der Knabe überstand die große Operation gut und erholte sich körperlich rasch. Er wurde nachher sicherheitshalber röntgenbestrahlt und erhielt 5750 r/l innert 30 Tagen.

Verlauf: In den folgenden Jahren ging es dem Kinde gut. Neurologisch war lediglich die Hemianopsie bestehengeblieben. Auf psychopathologischem Gebiet stellten sich allmählich alarmierende Erscheinungen ein: Paul wurde außerordentlich betriebsam, tollte am liebsten herum und war kaum mehr bei einer stillen Beschäftigung zu fixieren. Er wurde in zunehmendem Maße unverträglich und jähzornig, speziell den jüngeren Geschwistern gegenüber. Seine Reizbarkeit und seine kleinkindlich-egozentrische Haltung erreichten im Schulalter ein Maß, das selbst den Eltern und der Lehrerin abnorm vorkam. Die Eltern waren diesen Schwierigkeiten gegenüber weitgehend hilflos und versuchten mit Strenge der bedrohlichen Entwicklung Einhalt zu gebieten. Damit erreichten sie jedoch nur eine schwere Belastung der Beziehung zwischen dem Kind und ihnen. Heute bestehen bei PAUL massenhaft z. B. verdrängte reaktive Aggressionen, vor allem gegen seine Mutter.

Psychopathologischer Befund: Die pathologische Impulsivität, die Ungehemmtheit, die kleinkindliche egozentrische Affektivität kamen auch bei den verschiedenen Testuntersuchungen sehr deutlich zum Ausdruck. Reizbarkeit und Trotz erfuhren reaktiv eine Steigerung, da das Kind sich durch die Erzieher überfordert und es sich im Vergleich zu den anderen Kindern schwer benachteiligt fühlt. Auf intellektuellem Gebiet ist eine abnorme Ermüdbarkeit und Konzentrationsschwäche zu verzeichnen. Die Merkfähigkeits- und Gedächtnistests der Altersstufe nach BINET-SIMON-KRAMER wurden nicht gelöst.

Im Alter von 9; 6 Jahren sind optische Elementarhalluzinationen aufgetreten: W. gab an, in unregelmäßigen Zeitabständen farbige Kreise vor den Augen gesehen zu haben. Eine klinische Kontrolluntersuchung ergab keinen Anhaltspunkt für ein Tumorrezidiv. Dagegen deckte das EEG einen epileptogenen (eventuell narbenbedingten) Focus im Bereiche des ehemaligen Tumors auf.

Vorgeschichte: Irma D. (Fall Nr. 43). Die Familienanamnese und die frühere Entwicklung sind ohne Belang. Das Mädchen erkrankte mit etwa 13; 6 Jahren an chronischen Kopfschmerzen und an optischen Elementarhalluzinationen, die es sorgfältig vor seinen Eltern verbarg. Als gute, strebsame und begabte Schülerin wollte I. unter keinen Umständen krank sein und damit schulisch in Rückstand geraten. Die erwähnten Halluzinationen bestanden in plötzlich auftretenden, in der Regel

farbigen Erscheinungen in der Form von Strichen, Kreisen, Sternen u. dgl. Erst als
der Visus erheblich abnahm, wurden die Eltern auf den Zustand ihrer Tochter
aufmerksam. Diese trat mit 14; 4 Jahren in die Klinik ein. Gröbere psychische
Störungen lagen bis zu diesem Zeitpunkte nicht vor.

Befund: Stark prominente Stauungspapillen mit Blutungen. Visus rechts 0,4,
links 0,2. Linksseitige Hemianopsie. EEG: schwere tiefliegende fokale Störung im
rechten Temporo-Occipitalbereich.

Schädelaufnahme: Verdünnung der Kalotte. Kirschgroßer, krümmeliger Schatten
in der rechten Occipitalgegend. Ventrikulographie: stark erhöhter Liquordruck.
Nachweis eines cystischen Tumors im rechten Occipitallappen.

Operation: Partielle Resektion eines malignen Glioms des rechten Occipitallappens. Der Tumor, der z. T. cystisch und subcortical gelegen war, ließ sich nur
teilweise exstirpieren. Das occipitale Horn des Seitenventrikels wurde nicht er-
öffnet. Ein soliderZapfen des Tumors wuchs medial in die Tiefe und konnte nicht
ohne Gefahr entfernt werden. Irma erholte sich rasch vom großen Eingriff. Der
Virus hatte sich drei Wochen nach der Operation deutlich gebessert. Die Hemianopsie blieb dagegen bestehen. In Anbetracht der malignen Natur des Tumors
wurde eine Nachbestrahlung vorgenommen (5700 r/l innert 30 Tagen).

Verlauf: Nach abgeschlossener Strahlenbehandlung besuchte I. wieder die
Schule. Es zeigte sich bald, daß ihre Leistungen nicht mehr den früheren ent-
sprachen, so daß das Mädchen seinen ursprünglichen Plan, das Gymnasium zu besuchen, fallenlassen mußte. Sein Konzentrationsvermögen hatte erheblich abgenommen; sein Gedächtnis war den schulischen Anforderung nicht mehr gewachsen.
Schon am Nachmittag fühlte sich I. erschöpft und zu jeder weiteren Anstrengung
unfähig. Gleichzeitig bestand eine Unverträglichkeit für Hitze und Sonnenbestrahlung. So begnügte sich I. mit dem Besuch der Sekundarschule und trat nachher
eine Lehre in einer Buchhandlung an, deren Anforderungen sie psychisch nicht
gewachsen war. Sie wurde dann während zweier Jahre mit leichteren Arbeiten be-
schäftigt und trat mit 19 Jahren einen Auslandsaufenthalt an. Erst dann fühlte
sich I. wieder leistungsmäßig auf der Höhe. Es gelang ihr ziemlich leicht, eine
neue Fremdsprache zu erlernen, was 1—2 Jahre vorher nicht möglich gewesen
wäre. Heute bestehen nur noch psychische Spurensymptome einer organischen
Hirnschädigung. Die Anpassung an die Hemianopsie bedeutete für die feinfühlige
Patientin eine erhebliche Belastung, welche während einiger Jahre eine reaktive
Depression nach sich zog.

Bei Paul waren unspezifische präoperative psychische Symptome
die Vorboten eines organischen Psychosyndroms, welches mit einer
erheblichen Verzögerung der affektiven Ausreifung sowie mit der Fi-
xierung einer egozentrischen, labilen stark triebgerichteten Affektivität einherging. Die Störungen erinnern an postencephalitische Zustände oder an gewisse Formen des hirnlokalen Psychosyndroms des
Erwachsenen. Defekte der intellektuellen Funktionen fehlen nicht,
sind aber im Zustandsbild von untergeordneter Bedeutung (Konzentrationsschwäche, Zurückbleiben der Entwicklung der mnestischen
Fähigkeiten). Optische Halluzinationen sind erst viele Jahre postoperativ aufgetreten. Ob solche Phänomene auch zu Beginn der Krankheit
bestanden, läßt sich in Anbetracht des Alters des Knaben nicht mit
Sicherheit sagen.

Irma D. war bei der Erkrankung schon ein großes und beherrschtes Mädchen, welches seine Symptome während Monaten zu verbergen verstand. Hier traten optische Halluzinationen (streng genommen sind es Halluzinosen) schon sehr früh auf. Greifbar psychische Störungen stellten sich erst postoperativ ein und machten sich auf die schulische und berufliche Weiterentwicklung der Patientin sehr nachteilig bemerkbar. Das organische Psychosyndrom, welches mit einer Lernstörung, Konzentrationserschwerung, mit einer vermehrten Reizbarkeit und einer erhöhten psychischen Labilität einherging, ist innerhalb von 3—4 Jahren nahezu vollständig abgeklungen. Auf reaktivem Gebiet bereitete die Anpassung an die Hemianopsie erhebliche Schwierigkeiten.

Temporallappen

a) Somatischer Befund

Drei Kinder im Alter von 14 bis 15 Jahren wiesen eine Geschwulst auf, die hauptsächlich im Temporallappen lokalisiert war. In einem Fall lag ein cystisches Astrocytom des rechten Temporallappens, in einem weiteren Fall ein Hamartom und im dritten Fall ein Tumor der linken temporo-parietalen Gegend vor, der operativ sichergestellt wurde, bei welchem aber eine histologische Untersuchung nicht möglich war. Hirndruckerscheinungen leichteren bis mäßigen Grades waren in allen drei Fällen anzutreffen. Ein EEG wurde zweimal aufgenommen und zeigte eine generalisierte Abnormität mit einem Maximum der Störung im Tumorbereiche. Das Astrocytom und das Hamartom gingen schon sehr früh mit JACKSON-Anfällen einher, während diese beim tief subcortical liegenden Tumor der parieto-occipitalen Gegend fehlten.

b) Psychopathologischer Befund

Ein 15jähriges Mädchen (Fall Nr. 44), welches an einem tiefliegenden linksseitigen parieto-temporalen Tumor litt (der zugleich noch die Stammganglien infiltrierte), zeigte die Symptome einer Hirndruckerhöhung mittleren Grades. Das Kind fiel seit Monaten durch eine ungewohnte Apathie und Reizbarkeit auf. Gedächtnisstörungen machten sich ebenfalls bemerkbar, indem Pat. Aufträge für Botengänge unterwegs zu vergessen begann. Beim Eintritt in die Klinik ließ sich eine Bewußtseinstrübung nachweisen mit einer Somnolenz, einer Störung der Aufmerksamkeit und der Orientierung und einem verlangsamten, einfallsarmen und unklaren Gedankengang. Für kurze Zeit konnte Pat. aus ihrem somnolenten Zustand herausgeholt und zu relativ besseren Leistungen angespornt werden, wie z. B. zum fehlerfreien Nachsprechen einer sechsstelligen Zahl. Sichere aphasische Störungen ließen sich nicht nachweisen. Da der Tumor operativ nicht entfernt werden konnte, mußte man sich mit einer TORKILDSEN-Drainage und einer nachfolgenden Röntgenbestrahlung begnügen. Nach Abklingen der Bewußtseinstrübung machte sich ein erheblicher psychischer Infantilismus bemerkbar. Wegen Verlegung in ein auswärtiges Spital war später keine Gelegenheit mehr vorhanden, die weitere Entwicklung zu verfolgen.

Monika (Fall Nr. 45) litt seit dem 3. Jahr an epileptischen Anfällen, die man auch nach wiederholten klinischen Untersuchungen als genuin betrachtete. Ein älterer Bruder der Pat. war im Alter von 8 Jahren an einem Astrocytom des Kleinhirnes gestorben. Wenige Wochen vor dem Eintritt in die Klinik stellte sich beim Mädchen eine Abnahme des Visus ein, welche es zum Augenarzt führte, der eine bilaterale Stauungspapille feststellte. Pat. war beim Eintritt in die Klinik mit 15;4 Jahren etwas somnolent, wies im übrigen die Zeichen einer klassischen epileptischen Demenz auf, die postoperativ nach Abklingen der Hirndruckerscheinungen und der Bewußtseinstrübung unverändert während Monaten bestehenblieb. Das Mädchen war hochgradig verlangsamt, schwerfällig, umständlich und pedantisch. Ihre Grundstimmung war meistens läppisch-euphorisch, konnte aber wegen Kleinigkeiten in eine dysphorisch-gereizte Gemütsverfassung übergehen, in welcher Pat. vor Tätlichkeiten nicht zurückschreckte. Die mnestischen Leistungen waren (nach BINET-SIMON-TERMAN) nach unten bis auf die Stufe des 9. Jahres ungenügend.

Urs (Fall Nr. 46) war ein Gymnasiast, der mit 13;6 Jahren an JACKSON-Anfällen der linken Körperhälfte erkrankte. Gleichzeitig ließen seine Leistungen in der Schule erheblich nach. Der Knabe wurde von seinen Eltern bald als apathisch, gleichgültig und schläfrig, bald als reizbar und unerträglich geschildert. Er begann das Bett nachts wieder einzunässen, nachdem die Erziehung zur Reinlichkeit rechtzeitig und ohne Schwierigkeiten erfolgt war. Ein halbes Jahr nach Krankheitsbeginn konnte ein teils cystisches, teils verkalktes Hamartom des rechten Temporallappens mit Erfolg operativ entfernt werden (Prof. Dr. H. KRAYENBÜHL). Der Tumor hinterließ eine Wundhöhle von $8 \times 6 \times 5$ cm. Die JACKSON-Anfälle verschwanden postoperativ vollständig. Pat. war in den folgenden Jahren vermehrt affektlabil und hatte Mühe, dem Unterricht in der Mittelschule zu folgen. Nachträglich führte er diese Lernstörungen mehr auf schwere und nachhaltige puberale Auseinandersetzungen mit dem Elternhaus als auf Gedächtnisstörungen zurück. Er hat später mit Erfolg nicht nur die Rekrutenschule, sondern auch eine Offiziersschule bestanden. Mit 24 Jahren waren im Formdeuteversuch nach RORSCHACH noch Spurensymptome vorhanden (niedriger $F + \%$ bei guter Intelligenz, starke Neigung zu impulsiven unbeherrschten Affektausbrüchen), die wahrscheinlich mit der früheren cerebralen Erkrankung in Beziehung stehen.

c) Zusammenfassung

1. Die drei Geschwülste im Temporallappen gingen mit einem erhöhten intrakraniellen Druck und mit einer Bewußtseinstrübung einher.

2. Nach Behebung der Hirndruckerscheinungen blieb in einem Fall eine klassische epileptische Demenz und im zweiten Fall eine Entwicklungsretardierung zurück. Im dritten Falle ließen sich nur noch psychische Spurensymptome nachweisen. Hier verlief allerdings die Pubertät besonders schwer.

Parietallappen

Wir verfügen nur über einen Fall, bei welchem der Tumor vorwiegend im Parietallappen lokalisiert war: es handelt sich zugleich um das jüngste Kind unseres Untersuchungsgutes, bei welchem bereits im Alter von 10 Tagen eine gespannte Fontanelle festgestellt wurde.

In den ersten Lebenswochen von Anna (Fall Nr. 47) nahm der Kopfumfang rapid zu, wobei gleichzeitig eine Knochendeformation im Bereiche des rechten Os parietale auftrat. Die Kraniotomie gestattete die subtotale Exstirpation eines 60 g schweren, z. T. cystischen subkortikal gelegenen Ependymoblastoma malignum. Trotz intensiver Nachbestrahlung stellte sich nach einigen Monaten ein Rezidiv ein, worauf das Kind im Alter von sieben Monaten starb.

Die psychomotorische Entwicklung des Mädchens hatte eine schwerste Beeinträchtigung erfahren. Das Kind lernte nie richtig fixieren, lächeln, greifen und sitzen. Immerhin soll es auf die Anwesenheit der Mutter einigermaßen reagiert haben, indem es durch sie beim Schreien am besten beruhigt werden konnte. Praktisch blieb das Kind in seiner psychischen Entwicklung auf der Stufe eines Neugeborenen, so daß eine Entwicklungsretardierung schwersten Grades vorlag.

Insel

In Anbetracht der Seltenheit der Inseltumoren ist es nicht verwunderlich, daß wir lediglich ein Kind mit einem Tumors dieses Lappens untersuchen konnten.

Hilde (Fall Nr. 48) litt seit dem 13. Lebensjahr in Abständen von einigen Wochen an JACKSON-Anfällen der linken Körperhälfte, die ohne Bewußtseinsverlust einhergingen. Allmählich stellte sich auch eine linksseitige Hemiparese leichteren Grades ein. Im Alter von 19 Jahren konnte ein teils solides, teils cystisches Astrocytom aus dem rechten Lobus insulae entfernt werden, das mit mäßigen Hirndruckerscheinungen einherging.

Psychopathologisch war präoperativ neben einem Infantilismus ein gleichgültiges euphorisches Verhalten zu verzeichnen. In den Monaten, die der Operation folgten, entwickelten sich eine hochgradige Reizbarkeit und Gemütslabilität, so daß Pat. für ihre Familie fast unerträglich wurde. Heute hat sie sich, zwei Jahre nach dem Eingriff, weitgehend stabilisiert. Sie mutet jedoch noch infantil an, weist aber auf intellektuellem Gebiet keine Störungen auf.

Das präoperative Zustandsbild kann am ehesten als eine Kombination zwischen einer Bewußtseinstrübung und einem hirnlokalen Psychosyndrom erklärt werden. Nach dem Eingriff hat sich das letztere vorübergehend verschärft. Als Restsymptom verblieb noch eine mäßige Entwicklungsretardierung.

Frontallappen

a) Somatischer Befund

Die Stirnlappengeschwülste befielen wie die übrigen Tumoren der Hemisphären mehrheitlich ältere Kinder im Schulalter. Zweimal trafen wir ein Astrocytom des rechten Stirnlappens an. Einmal lag ein riesengroßes Meningeom im Bereiche der Sylvischen Furche und des linken

Stirnlappens vor; im vierten Falle wurde ein verkalkter, etwa pflaumengroßer Tumor aus dem rechten Stirnlappen exstirpiert, wobei die Genese dieses Gebildes nicht mit Sicherheit abgeklärt werden konnte. Deutliche Anzeichen eines erhöhten intrakraniellen Druckes waren nur in zwei Fällen zu verzeichnen (Nr. 50 und 51). Symptomatische epileptische Anfälle bestanden bei zwei Kindern während vieler Jahre. Ein EEG wurde bei drei Kindern aufgenommen: beim Kinde mit dem verkalkten Stirnlappentumor, welches eine klassische psychomotorische Epilepsie aufwies, blieb der EEG-Befund stumm. Das Riesenmeningeom ging elektroencephalographisch mit einer generalisierten Abnormität einher, welches ein Maximum der Störungen im Frontalbereiche zeigte. Schließlich war bei einem 12;5jährigen Mädchen, welches mit einem Stirnlappenastrocytom behaftet war, ein Herdbefund im Tumorbereich zu erheben.

b) Psychopathologischer Befund

Eine *Bewußtseinstrübung* wurde präoperativ nur zweimal angetroffen, und zwar zusammen mit Hirndruckerscheinungen. Das Zustandsbild zeichnete sich durch eine besondere euphorische Note aus, die sonst nicht zu finden war. Diese euphorische Verstimmung ging einmal mit einer Neigung zu läppischen Späßen einher, die in der Literatur als „Witzelsucht" bekannt ist. Beide Fälle sollen kurz geschildert werden:

Bei Hanny B. (Fall Nr. 51) wurde im Alter von 12;7 Jahren ein mandarinengroßes, protoplasmareiches Astrocytom aus dem Marklager des rechten Stirnlappens subtotal entfernt. In den folgenden Monaten ließen die schulischen Leistungen des intelligenten Mädchens infolge eines erheblich herabgesetzten Konzentrationsvermögens schwer nach, so daß es ohne eine großzügige Nachsicht der Lehrerschaft nicht mehr imstande gewesen wäre, in der Sekundarschule zu verbleiben. H. reagierte auf ihren intellektuellen Defekt mit der Bildung eines Schul- und Intelligenzkomplexes, der heute noch im Alter von 16;6 Jahren nachweisbar ist. Sie mußte 2 Jahre nach dem ersten Eingriff wegen eines lokalen Rezidivs nochmals kraniotomiert werden. Der Tumor erreichte wieder eine erhebliche Größe und hinterließ eine mandarinengroße Wundhöhle. Postoperativ wurde eine Röntgenbestrahlung vorgenommen.

Auch jetzt besserten sich die intellektuellen Leistungen nicht. Äußerlich betrachtet erschien H. apathisch und nicht mehr euphorisch. Eine psychiatrische Exploration, welche fast 2 Jahre nach der zweiten Operation vorgenommen wurde, als das Mädchen 16;6 Jahre alt war, ließ auf einen psychischen Infantilismus, verbunden mit einer für das Alter ungewöhnlichen Labilität der Affekte schließen. Außerdem waren die mnestischen Funktionen leicht reduziert, indem z. B. fünfstellige Zahlen nicht wiederholt und eine einfache Fabel nach einmaliger Lektüre nur zur Hälfte reproduziert werden konnten.

Es bestand somit ein juveniles organisches Psychosyndrom, welches mit einer Retardierung der affektiven Ausreifung und einer besonderen Gefühlslabilität verbunden war: intellektuelle Störungen waren ebenfalls in Form einer erheblichen Konzentrationsschwäche und diskreter mnestischer Störungen vorhanden.

Die Krankengeschichte des Knaben Joseph R. (Fall Nr. 50) stellt für die neurochirurgische Literatur etwas Einmaliges dar, da ein nahezu pfundschweres Meningeom der vorderen Schädelgrube bei einem Kinde vorgefunden und mit Erfolg operiert werden konnte. Da psychische Symptome im Vordergrund des klinischen Bildes standen, soll dieser Fall eingehender beschrieben werden.

Vorgeschichte: Die Familienanamnese ist ohne Belang. Die Eltern des bei der Operation 12;4 Jahre alten Knaben sind einfache, rechtschaffene Leute. Eine ältere Schwester hat sich in der Schule und in einer Berufslehre bewährt. Die Vorgeschichte des Pat. selbst wies bis zum 10. Lebensjahr keine Besonderheiten auf. Er war ein sensibles, lebhaftes und intelligentes Kind, welches in den ersten zwei Schulklassen anstandslos mitkam.

Jetziges Leiden: Von der dritten Klasse an ließen die Leistungen des Knaben erheblich nach. Der Lehrer wies auf eine ungewöhnliche Ermüdbarkeit und eine erhebliche Konzentrationsschwäche des Kindes hin. Man entschloß sich, es die Klasse repetieren zu lassen. Als dies nichts fruchtete, wurde, wiederum ohne Erfolg, ein längerer Erholungsaufenthalt am Meer angeordnet. Nach der Rückkehr von J. hatten seine Eltern den Eindruck, daß er sich in charakterlicher Hinsicht verändert hatte. Er schien abnorm unbeteiligt und gleichgültig zu sein. Öfters starrte er ins Leere. Man glaubte vor einem erzieherischen Unvermögen der Eltern zu stehen, empfahl die Einweisung des Knaben in ein Erziehungsheim. Auch dieses Vorgehen erwies sich als ein Fehlschlag, indem trotz aller pädogogischen Anstrengungen die Leistungen des Knaben keineswegs besser wurden. Vielmehr wurde ein weiteres Nachlassen des Gedächtnisses festgestellt. Erst 4 Jahre nach Krankheitsbeginn fielen einem zugezogenen Arzt die starke Vergrößerung des Kopfes und die vorgetriebene Stirne auf. Mit 12;2 Jahren bekam J. wiederholt kurzdauernde Absenzen, bei denen er Unverständliches vor sich hinmurmelte. Eine Lumbalpunktion, die zur Abklärung der Anfälle vorgenommen wurde, zog ein hartnäckiges Erbrechen und erhebliche Gleichgewichtsstörungen nach sich. Von diesem Zeitpunkte an nahm auch die manuelle Geschicklichkeit des Knaben ab.

Somatischer Befund (beim Eintritt in die neurochirurgische Klinik): Asymmetrisch aufgetriebener Schädel mit stärkerer Bombierung der linken Stirngegend und vermehrter Venenzeichnung. Horizontaler Kopfumfang 60,5 cm. Deutliches Scheppern. Stauungspapillen rechts prominenter als links. Diskrete rechtsseitige Hemiparese mit gesteigerten Sehnenreflexen und positiven BABINSKI. N. facialis ebenfalls beteiligt (zentrale Form). Grobschlägiger, nicht leicht erschöpfbarer Nystagmus nach links. Das linksseitige Carotisangiogramm ließ auf einen mächtigen raumfordernden Prozeß im Bereiche des linken Stirnlappens schließen. Im EEG konnte eine generalisierte Abnormität mit einem Maximum der Störungen im postzentralen und occipitalen Bereich nachgewiesen werden.

Operation: Eine linksseitige frontale osteoplastische Kraniotomie (Prof. Dr. H. KRAYENBÜHL) gestattete die Auffindung und die radikale Exstirpation eines über mannsfaustgroßen Meningeoms (Gewicht 480 g), wobei eine erhebliche Erhöhung des Liquordruckes festgestellt wurde. Der Tumor war tief in der linken Hemisphäre eingebettet. Gegen den Stirnlappen war er nur durch eine dünne Schicht cerebraler Substanz bedeckt. Medialwärts reichte die Geschwulst unter der Falx nach der Gegenseite hinüber. In der Tiefe erstreckte sie sich bis zum Seitenventrikel. Die Enukleation gelang etappenweise, wobei eine Wundhöhle von 12 cm in allen Dimension entstand. Der Knabe überstand den schweren Eingriff gut und konnte 3 Wochen nachher aus der Klinik entlassen werden. 3 Jahre später stellten sich JACKSON-Anfälle der rechten Körperhälfte ein, wobei das EEG einen ausgedehnten linksseitigen fronto-zentralen Focus aufdeckte.

Psychopathologischer Befund: Zur Zeit des Eintrittes in die Klinik zeichnete sich J. durch eine starke Betriebsamkeit, eine Distanzlosigkeit, ein läppisch-dreistes Gebaren und eine Vorliebe für einfältige Späße aus. Außerdem waren die Auffassung, die Aufmerksamkeit, die Merkfähigkeit und das Frischgedächtnis deutlich gestört. Im Gespräch fielen eine erhöhte Ablenkbarkeit, eine ungewöhnliche Ideenarmut und ein starker Hang zur Perseveration auf. Postoperativ klang die submanische Erregung bald ab. In der Schule, die der Knabe 3 Monate nach der Operation wieder besuchte, erfuhren jedoch seine Leistungen nur eine geringfügige Besserung. Im Alter von 16; 7 Jahren (gut ein Jahr nach Beginn der JACKSON-Anfälle) hatte sich das einfältige, läppische, einfallsarme und verlangsamte Verhalten nicht verändert. Pat. ermüdete bei der intellektuellen Arbeit überdurchschnittlich rasch und zeigte eine erhebliche mnestische Schwäche; so war er nicht imstande, fünf Zahlen nachzusprechen oder eine einfache kleine Geschichte nach einmaliger Lektüre zu reproduzieren. Er erreichte nach BINET-SIMON-TERMAN einen I. Q. von nur 0,75. Die intellektuelle Schädigung ließ sich auch im Formdeuteversuch nach RORSCHACH einwandfrei nachweisen (lange Reaktionszeit, Ideenarmut, Perseverationstendenz).

Meningeome sind im Kindesalter ohnehin seltene Erscheinungen (KEEGAN). Der Fall von Joseph dürfte außerdem durch die Riesengröße der Geschwulst einmalig bleiben. Wie bei anderen Tumoren der Großhirnhemisphären, sind auch neurologische Symptome sehr spät, nämlich nach einem jahrelangen Krankheitsverlauf aufgetreten. Im Vordergrund standen während längerer Zeit psychische Symptome, wie die Konzentrationsunfähigkeit, die zunehmende Schwäche der mnestischen Funktionen und das daraus resultierende Versagen in der Schule. Die wirkliche Ursache dieser Ausfallserscheinungen wurde während längerer Zeit verkannt: zu Unrecht dachte man an ein Versagen der Eltern und der Lehrerschaft. Schließlich entwickelte sich ein submanischer Erregungszustand, der das ursprüngliche Bild einer chronischen Bewußtseinstrübung überlagerte.

Die Euphorie, die Betriebsamkeit, die Neigung zu läppischen Späßen gehören nicht zum einfachen psychischen Hirndrucksyndrom und müssen im Falle von J. auf die Schädigung des Stirnhirnes zurückgeführt werden. Wahrscheinlich waren diese Symptome deshalb so deutlich ausgeprägt, weil beide Stirnlappen befallen waren. Interessanterweise haben sich die Erscheinungen, die man gerne einer Läsion des Stirnhirnes zuschreibt (Euphorie, Witzelsucht), postoperativ zurückgebildet. Es blieben nur noch die Zeichen einer diffusen organischen Hirnschädigung zurück. Zusätzliche Störungen im Sinne einer epileptischen Wesensveränderung waren ein Jahr nach Beginn der JACKSON-Anfälle dagegen nicht zu finden.

Die zwei Kinder, die keine Zeichen eines erhöhten intrakraniellen Druckes aufwiesen, zeigten auch keine Bewußtseinsstörung.

Ein achtjähriger Knabe (Fall Nr. 49) war seit dem frühen Kindesalter mit symptomatischen epileptischen Anfällen behaftet, die einen psychomotorischen Charakter aufwiesen. Psychopathologisch bestanden vor der operativen Entfernung des verkalkten Tumors Enthemmungserscheinungen im Sinne einer übermäßigen Betriebsamkeit, eines Hanges zum Davonlaufen und einer ungezügelten Agressivität. Der Knabe war in einem ungewöhnlichen Maße waghalsig, stieg in gefährlicher Art auf Dächer usf. Zeitweise konnte er gutmütig und kleinkindlich-anhänglich sein. Diese Zustände dauerten jedoch nicht an und wurden immer wieder durch unkontrollierte, sehr störende Impulshandlungen unterbrochen. — Die intellektuellen Funktionen hatten primär scheinbar keinen Schaden genommen.

Der andere Knabe (Fall Nr. 52) war mit 14 Jahren an JACKSON-Anfällen der rechten Körperseite erkrankt. Erst 4 Jahre später wurde die Diagnose eines Hirntumors gestellt, worauf ein 30 g schweres Astrocytom aus dem linken Stirnlappen entfernt werden konnte. Gröbere psychische Symptome wurden damals nicht gefunden. Postoperativ führte ein epidurales Haematom, welches durch einen neuen Eingriff ausgeräumt werden mußte, zu einer schweren Bewußtseinsstörung, von welcher sich Pat. nach wenigen Stunden wieder erholte. Heute besteht, 10 Jahre nach dem Eingriff, ein diskretes organisches Psychosyndrom, welches mit Störungen der mnestischen Funktionen und einer allgemeinen Senkung des Aktivitätsniveaus einhergeht.

c) Zusammenfassung

Bei Tumoren des Stirnhirnes kann, sofern ein erhöhter intrakranieller Druck besteht, eine Bewußtseinstrübung vorhanden sein, die sich in den beiden beobachteten Fällen durch eine euphorische Verstimmung vom gewöhnlichen psychischen Hindrucksyndrom unterscheidet. In den übrigen Fällen, die ohne Erhöhung des intrakraniellen Druckes verliefen, standen symptomatische epileptische Anfälle präoperativ im Vordergrunde. Ein Knabe zeigte eine pathologische affektive Enthemmung, die nach der Exstirpation des Tumors während einiger Zeit progredient war. Diese Entwicklung ging mit einer Retardierung der allgemeinen Ausreifung der Affektivität einher. Ein weiterer Knabe, der erst in der Präpubertät erkrankte, zeigte präoperativ keine gröberen psychischen Störungen; heute besteht ein leichteres organisches Psychosyndrom, bei welchem eine spezifische Note vermißt wird.

F. Allgemeines zur psychischen Symptomatologie der supratentoriellen Tumoren

1. Sofern somatische Symptome eines erhöhten intrakraniellen Druckes vorhanden waren, wurde häufig, jedoch nicht ausnahmslos, eine *Bewußtseinstrübung* angetroffen, die sich in der Regel nach der Behebung der Ursache rasch zurückbildete.

2. Ein Bewußtseinstrübungssyndrom bestand nur selten in reiner Form; häufig war es, speziell bei längerem Krankheitsverlauf, durch eine mehr oder weniger ausgeprägte *Regression* kompliziert. Zu den regressiven Erscheinungen gehörten der Rückfall auf eine frühere Entwicklungsstufe oder das Wiederauftreten von frühkindlichen Verhaltensweisen, namentlich einer Enuresis und Encopresis.

3. Eine *Entwicklungsverzögerung* war nicht selten auch im postoperativen Verlauf anzutreffen und übte oft einen Einfluß auf den Ablauf der normalpsychologischen Krisen aus. Beim Kleinkind scheint die Entwicklungshemmung das Hauptsymptom zu sein.

4. Ein *organisches Psychosyndrom* war postoperativ bei 13 von 29 Kindern nachzuweisen und führte in einigen Fällen zu einem beträchtlichen Abbau der Persönlichkeit. In drei Fällen trat nach einigen Jahren eine nennenswerte Besserung ein.

Bei fünf Kindern bestand eine *symptomatische Epilepsie*. Nur einmal stellte sich nach jahrelangem Verlauf eine klassische epileptische Wesensveränderung ein. Zwei andere Kinder zeigten eine Persönlichkeitsveränderung im Sinne der Enthemmung, der Reizbarkeit und der Reifeverzögerung. Schließlich boten zwei andere Pat. im Pubertätsalter das Bild eines unspezifischen organischen Psychosyndroms.

5. Geschwülste der Stammganglien waren dreimal mit einer eigentümlichen *Antriebsarmut* verbunden, die wahrscheinlich mit der Lokalisierung der Geschwulst in einem kausalen Zusammenhang steht. Bei zwei anderen Kindern waren eine Enthemmung und eine Labilisierung der Affektivität zu verzeichnen.

6. Tumoren der Zwischenhirn-Hypophysengegend gingen regelmäßig mit einer *erheblichen Verzögerung der affektiven Ausreifung* einher. Störungen der intellektuellen Entwicklung fehlten hier in der Regel. Sie wurden nur bei zwei Kleinkindern angetroffen, wovon das eine eine massive Röntgenbestrahlung erhalten hatte.

7. Die psychische Symptomatologie der Tumoren des *Occipital-, Temporal-* und *Parietallappens* trägt in unserem Untersuchungsgut kein spezifisches Gepräge. Elementare optische Halluzinationen kamen zwar bei beiden Geschwülsten des Occipitallapens vor. Wir hatten keine Gelegenheit, Werkzeugstörungen (Agnosien, Aphasien, Agraphien usf.) oder „uncinatus-fits" zu beobachten, was natürlich nicht beweist, daß diese im Kindesalter nicht vorkommen.

8. Bei Tumoren des Stirnlappens wurde zweimal eine euphorische Dauerverstimmung gefunden. Daneben bestand eine Neigung zu blöden Witzen.

9. Bei einer Geschwulst der *Kommissuren* (Fornix und Septum pellucidum) wurde ein dem Balkensyndrom nahestehendes Zustandsbild

beobachtet (beträchtliche Störung des Frischgedächtnisses bei erhaltener Besonnenheit).

Die supratentoriellen Tumoren gingen fast ausnahmslos mit psychischen Symptomen einher. 23 von 30 Kindern zeigten bereits vor der operativen oder röntgentherapeutischen Behandlung eine psychische Alteration. Bei sechs anderen Kindern stellten sich psychische Erscheinungen erst nachher ein. Ein Teil der Symptome ist mit größter Wahrscheinlichkeit auf den erhöhten Hirndruck zurückzuführen: es kommt ihnen deshalb keine lokalisatorische Bedeutung zu. Es gibt jedoch eine Reihe von psychischen Erscheinungen, die bei der *topischen Geschwulstdiagnostik* berücksichtigt werden sollen:

a) Eine besonders ausgeprägte *Antriebshemmung* bei voller Besonnenheit weckt den Verdacht einer Beteiligung der Stammganglien.

b) Ein erheblicher *psychischer Infantilismus*, der durch keine zusätzlichen affektiven Symptome im Sinne der Enthemmung, der vermehrten Reizbarkeit und Labilisierung der Gefühle kompliziert wird, ist auf einen Tumor der Hypophysenzwischenhirngegend und namentlich auf das Vorliegen eines Kraniopharyngeoms verdächtig. Der Verdacht kann sich nahezu zu einer Sicherheit verdichten, wenn zusätzliche *Triebstörungen* im Sinne einer Alteration von Hunger (Anorexie oder Polyphagie, Triebperversion, z.B. in Form von abnormen Eßgelüsten), Durst (Polydipsie), Schlaf (chronische Schlafstörung oder Schlafsucht) und allgemeiner Aktivität (Apathie — Betriebsamkeit) vorliegen.

c) Eine erhebliche und nahezu elektive *Störung des Frischgedächtnisses*, verbunden mit einer schweren affektiven Verblödung, wird im Kindesalter vermutlich nur durch Läsion der *Kommissuren* hervorgerufen (Fornix, Septum pellucidum, Balken). Leider verfügen wir hier nur über die Ergebnisse einer einzigen eigenen Beobachtung. Sollte das beim Knaben Konrad H. (Fall Nr. 41) geschilderte Syndrom regelmäßig bei Läsionen der Kommissuren zu finden sein, so würde dem psychopathologischen Zustandsbild eine hohe lokalisatorische Bedeutung zukommen.

d) *Optische Elementarhalluzinationen* weisen auf eine Beteiligung des Occipital- oder Temporallappens hin. Enthält ein Bewußtseinstrübungssyndrom oder ein hirnlokales Syndrom eine besondere Färbung durch eine *läppische Euphorie*, so muß an eine Läsion des Stirnhirnes gedacht werden. Werkzeugstörungen, die sich bekanntlich im Grenzbereich zwischen neurologischem und psychiatrischem Arbeitsgebiet befinden, können nach Alliez, Ahrens, Hécaen, Horrax, Bender, namentlich bei größeren Kindern, einen lokalisatorischen Wert besitzen. Das gleiche gilt für die uncinatus-fits.

IV. Allgemeine Psychopathologie der Hirngeschwülste
(Die verschiedenen Syndrome und Symptome; ihre Pathogenese)

1. Grundsätzliches

Es dürfte niemals zulässig sein, psychopathologische Symptome oder Syndrome unbesehen mit einem gleichzeitig vorhandenen Hirntumor in Beziehung zu setzen und kurzerhand die psychischen Erscheinungen als direkte und konstante Auswirkung der Geschwulst zu betrachten. Wir haben bereits im Abschnitt II auf die Kriterien aufmerksam gemacht, die SCHNEIDER für die organische Verursachung psychischer Symptome aufgestellt hat.

Eine isolierte Betrachtung der anatomischen Tumorverhältnisse (cerebrale Lokalisation, histologischer Bau) und der psychischen Symptomatologie läuft zweifelsohne Gefahr, zu lückenhaften und manchmal auch unrichtigen Schlußfolgerungen zu führen. So ist es fraglich, ob Hirngeschwülste, die psychische Begleiterscheinungen nach sich ziehen und somit auch eine gewisse Ausdehnung erreicht haben, als ein umschriebenes, eng lokalisiertes pathologisches Geschehen betrachtet werden dürfen. Die neurologische Symptomatologie und in einem ausgesprochenen Maße das EEG weisen auf den Umstand hin, daß schon bei relativ kleinen Geschwülsten Fernwirkungen auftreten können. So bestehen oft bei cerebellären Tumoren klinische und elektroencepalographische Zeichen einer funktionellen Beeinträchtigung des Hirnstammes und der Großhirnhemisphären. Daß auch umgekehrt ein Tumor des Mittelhirnes oder sogar eines Großhirnlappens mit cerebellären Erscheinungen einhergehen kann, ist bereits bekannt. Wieweit diese Fernwirkungen durch fortgeleiteten Druck, durch Veränderungen der Blut- und Liquorzirkulation oder durch toxische Wirkungen oder durch eine Veränderung des Hirnstoffwechsels hervorgerufen werden, ist im Einzelfall nur schwer zu ermitteln. Auch wenn die Beziehungen zwischen der psychischen Symptomatologie und dem pathologischen cerebralen Geschehen als gesichert erscheinen, können noch weitere Faktoren auf die Gestaltung des klinischen Bildes einwirken und somit die ursprüngliche Relation zwischen dem Tumor und den psychischen Symptomen in irgendeiner Weise modifizieren.

So ist die Tatsache bekannt, daß nicht nur der funktionelle Zustand des Hirnes, sondern auch die allgemeine körperliche Verfassung für die Ausprägung neurologischer und psychopathologischer Symptome von großer Bedeutung sein kann. So verschlimmert nicht selten eine interkurrente Erkrankung eine bestehende Hemiplegie eines Erwachsenen. Bei Kindern, die an einem Hirntumor erkrankt sind, spielen Infektionskrankheiten, Schädeltraumata oder die Sonnenbestrahlung eine ähnliche Rolle. Nicht nur die Pertussis, sondern auch die Varizellen können, wie aus eigenen Beobachtungen hervorgeht, psychische und neurologische Symptome eines bisher latenten Hirntumors erstmals manifest werden lassen und beträchtliche differentialdiagnostische Schwierigkeiten hervorrufen. Auch die konstitutionellen Faktoren üben bei der Entstehung des psychischen Zustandsbildes einen Einfluß aus. Außerdem muß noch das Alter des Kindes berücksichtigt werden, da die psychische Symptomatologie des gleichen tumorösen Prozesses beim Säugling, beim Kleinkind, beim Schulkind und beim Pubertierenden ganz andere Formen annehmen kann. Die Eigentümlichkeiten der psychoreaktiven Stellungnahme kommen hinzu, wobei die Milieueinwirkungen (Verhalten von Eltern, Schule usw.) ebenfalls von Bedeutung sind. So wurde ein Mädchen, welches wegen Einklemmungserscheinungen der Kleinhirntonsillen den Kopf schief hielt, mißmutig und affektlabil war, als arg verwöhnt bezeichnet und wegen seines Verhaltens verohrfeigt; kein Wunder, daß es nachher bewußt und unbewußt seine körperlichen und psychischen Beschwerden verstärkt zur Schau trug und dadurch versuchte, eine gerechte Einschätzung seines Zustandes durch die Umwelt zu erreichen. Umgekehrt gelang es einer sehr begabten Schülerin der 6. Primarklasse, eine leichte Bewußtseinstrübung und optische Halluzinationen vor ihren Eltern und vor dem Lehrer zu verbergen, da sie um keinen Preis krank sein wollte.

Nur einer Betrachtungsweise, die diesen verschiedenen biologischen und psychologischen Faktoren angemessen Rechnung trägt, wird es gelingen, die Beziehungen zwischen den psychischen Symptomen und ihren Ursachen richtig zu erkennen.

2. Das Syndrom der Bewußtseinstrübung

A. Begriffsbestimmung

Es handelt sich um ein Syndrom, welches bei einer akuten oder subakuten diffusen Schädigung der cerebralen Funktion sowohl beim Kinde als auch beim Erwachsenen angetroffen wird. In seiner Pathogenese steht es in einer engen Beziehung zum akuten exogenen Reaktionstypus (BONHOEFFER) und kann als Spezialfall desselben aufgefaßt werden. Mit WALTHER-BUEL ziehen wir jedoch vor, bei diesem Syndrom nicht vom akuten Reaktionstypus zu sprechen, da diese Bezeichnung bei den Hirntumoren nicht ganz zutrifft. Nur selten wirkt die cerebrale Schädigung akut ein; in der Mehrzahl der Fälle entsteht die Noxe allmählich in Form eines erhöhten Hirndruckes, der mit mannigfaltigen pathophysiologischen Vorgängen (Hirnoedem, Störungen der Blutzirkulation, der Liquorproduktion und -zirkulation usf.) einhergehen kann. Dementsprechend treten auch die psychischen Symptome in der Regel nicht akut, sondern allmählich auf.

Die Bewußtseinstrübung stellt das hauptsächlichste, aber bei weitem nicht das einzige Symptom dieses Krankheitsbildes dar und ist für dessen Zugehörigkeit zum akuten Reaktionstypus bezeichnend. Das Syndrom der Bewußtseinstrübung ist wie der akute Reaktionstypus im Prinzip reversibel.

Die *Bewußtseinstrübung* kann vom leichtesten Grad in Form einer Apathie, einer nur geringfügig verminderten Reagibilität bis zum Coma reichen. Während die schwereren Grade der Bewußtseinsstörung diagnostisch keine Schwierigkeiten bereiten, können deren leichtere Erscheinungsformen zu Verwechslungen mit einer Antriebsarmut, mit einem stumpfen Verhalten anderer Genese, Anlaß geben. So fällt es manchmal nicht leicht, eine reaktive Depression oder eine hirnlokal bedingte Antriebsarmut von einer Apathie in den Anfangsstadien eines Bewußtseinstrübungssyndroms zu unterscheiden. Später kann sich eine Somnolenz einstellen, die man nicht immer leicht von einer diencephal verursachten Schlafsucht differenzieren kann. Der Grad der Bewußtseinstrübung ist gewissen Schwankungen unterworfen, die oft mit Veränderungen der ursächlichen Faktoren (Hirndruck) einhergehen.

Was die anderen Symptome der Bewußtseinstrübung anbetrifft, so lassen sie sich zwanglos von der Hauptstörung ableiten. So sind die passive und die aktive *Aufmerksamkeit* regelmäßig herabgesetzt. Die *Merkfähigkeit* genügt in der Regel für eine kurzdauernde Tätigkeit. Wird sie jedoch während einer längeren Zeitspanne beansprucht, so macht sich bald ein abnormes Versagen bemerkbar. Das gleiche gilt für das *Frischgedächtnis*, wobei unter dem Einfluß der herabgesetzten Aufmerksamkeit die Aufnahme neuer Engramme beeinträchtigt ist. Kinder, die an einer chronischen Bewußtseinstrübung leiden, versagen regelmäßig in der Schule. Der Lehrer beklagt sich über ihre *Konzentrationsunfähigkeit* und ihre herabgesetzte Lernfähigkeit. Der *Gedankengang* dieser Kinder ist oft schon in den Anfangsstadien verlangsamt und verarmt. Die *Orientierung* braucht zunächst nicht grob gestört zu sein. In fortgeschrittenen Stadien geht zuerst die *zeitliche* und später die *örtliche Orientierung* verloren. Außerdem zeigen sich parallel zu den Störungen der intellektuellen Funktionen auch *affektive Veränderungen* im Sinne eines stumpf-gleichgültigen oder eines labilen, reizbaren, oft streitsüchtigen oder eines dysphorischen, weinerlichen und empfindsamen Verhaltens. Nicht alle Symptome brauchen im gleichen Maße ausgeprägt zu sein: Einmal kann das intellektuelle Versagen im Vordergrund stehen und ein anderes Mal die charakterliche Veränderung.

Das reine Bild der Bewußtseinstrübung ist nur bei einer relativ kurzen Dauer des Syndroms zu beobachten. Nach einem längeren Bestand (z. B. von einigen Monaten) treten regelmäßig regressive Erscheinungen hinzu, auf welche später noch eingegangen werden soll. — Sekundärsymptome in Form von Delirien und Erregungszuständen, verbunden mit einem unzusammenhängenden Denken, wie sie in der Regel beim akuten Reaktionstypus vorkommen, wurden nur ausnahmsweise beobachtet.

B. Häufigkeit und Genese

Eine Bewußtseinstrübung wurde bei 10 Kindern von 22 angetroffen, die an einem infra-tentoriellen Tumor erkrankt waren. Gleichzeitig waren bei 6 von diesen 10 Kindern die Zeichen eines erhöhten Hirndruckes zu finden. Ähnliche Verhältnisse lagen bei den Geschwülsten der mittleren und vorderen Schädelgrube vor: Bewußtseinstrübungen wurden in 12 von 30 Fällen beobachtet, waren aber hier stets zusammen mit Hirndruckerscheinungen anzutreffen. Besonders demonstrativ in dieser Hinsicht waren die Tumoren der Hypophyse (Adenom, Kraniopharyngeom) und des Stirnlappens, indem Bewußtseinsstörungen auch hier nur in Begleitung eines erhöhten intrakraniellen Druckes vorhanden waren.

Aus diesen Tatsachen kann geschlossen werden, daß eine chronische Bewußtseinstrübung durch *den erhöhten intrakraniellen Druck*, der zu einer diffusen Schädigung der cerebralen Funktion führt, verursacht werden kann. Es gibt indessen andere Formen der Bewußtseinsstörung, bei denen dem erhöhten Liquordruck nur eine untergeordnete oder keine Bedeutung zukommt. So traten bei drei Kindern mit infra-tentoriellen Tumoren intermittierende und schwerere Bewußtseinsstörungen auf, ohne daß gleichzeitig eine Steigerung des allgemeinen Hirndruckes beobachtet werden konnte. Hier liegt wohl eine direkte Druckwirkung des Tumors auf die *Substantia reticularis des Hirnstammes* vor, welcher für die Erhaltung des Bewußtseins nach den Arbeiten von MAGOUN, JASPER, MORUZZI, KLAGES eine grundlegende Bedeutung zukommt. Die Akten sind überhaupt darüber nicht geschlossen, ob die Bewußtseinsstörung bei einer allgemeinen intrakraniellen Druckerhöhung nur auf eine funktionelle Beeinträchtigung der Rinde zurückzuführen oder ob auch in diesen Fällen eine Einwirkung auf den Hirnstamm anzunehmen ist. Jedenfalls sprechen einige eigene Beobachtungen dafür, daß eine Bewußtseinsstörung auch durch eine funktionelle Beeinträchtigung des Hirnstammes entstehen kann: als Beleg für diese Annahme sind die Kinder anzuführen, bei denen Bewußtseinsstörungen vorwiegend anfallsweise auftraten, ohne daß eine relevante intrakranielle Drucksteigerung stattgefunden hätte. Dafür konnten noch andere Zeichen einer funktionellen Beeinträchtigung des Hirnstammes durch den Tumordruck nachgewiesen werden (wie z. B. ein Vertikalnystagmus durch Druck auf das hintere Längsbündel bei Fall Nr. 2).

Eine direkte, lokale Schädigung der retikulären Substanz dürfte auch für die Bewußtseinsstörungen maßgebend sein, die z. B. bei relativ kleinen Ponstumoren vorkommen (Fall Nr. 19 und 20), obschon Zeichen einer allgemeinen intrakraniellen Druckerhöhung entweder fehlen oder nur angedeutet sind.

Eine Sonderstellung innerhalb der Bewußtseinsstörungen nehmen die *cerebellar fits* ein: hier mag die schwere und meist unvermittelt einsetzende Bewußtseinsstörung auf verschiedenen pathophysiologischen Mechanismen beruhen; die plötzliche Druckwirkung auf den unteren Teil des Hirnstammes dürfte jedoch pathogenetisch im Vordergrund stehen. — Daß *delirienartige Erscheinungen* bei diesem Syndrom vorkommen, ist wohl die Folge einer allgemeinen cerebralen Funktionsstörung; dieses Symptom wurde bis jetzt im Schrifttum unseres Wissens nur selten angeführt. Schließlich sei noch daran erinnert, daß Bewußtseinsstörungen auch zusammen mit Jackson-Anfällen vorkommen können. Wir werden noch später auf die epileptischen Erscheinungen beim kindlichen Hirntumor zurückkommen.

Aus dem Gesagten geht hervor, daß eine Bewußtseinstrübung keineswegs als eine pathogenetische Einheit betrachtet werden darf. Das chronische Bewußtseinstrübungssyndrom mit meist nur leicht getrübtem Bewußtsein ist eine häufige, aber keineswegs obligate Begleiterscheinung des chronischen Hirndruckes beim Kind. Eine akute bis subakute Bewußtseinsstörung kann mit größter Wahrscheinlichkeit durch eine funktionelle Beeinträchtigung des Hirnstammes entstehen; Tumoren der hinteren Schädelgrube oder des Mittelhirnes lösen in der Regel dieses Symptom aus.

Daß umschriebene Läsionen des Hirnstammes zu einer Bewußtseinsstörung führen können, belegt die neurochirurgische Erfahrung: so berichten Bailey und Mitarbeiter, daß die Anwendung der Diathermie im oberen Teile des Hirnstammes, speziell im Bereiche des Aquäduktes, öfters zu einer lokalen Hyperaemie und Oedembildung führen; gleichzeitig stellt sich regelmäßig eine schwere Bewußtseinsstörung ein.

Schließlich sei noch daran erinnert, daß es bei Hirntumoren außer den chronischen Formen der Bewußtseinstrübung auch noch anfallartige Störungen des Sensoriums gibt, wie z. B. im Rahmen der cerebellar fits oder der Jackson-Anfälle.

Wie bereits erwähnt, stellt die Bewußtseinsstörung eine im Prinzip reversible Erscheinung dar. Es gibt jedoch Fälle, in denen sie allmählich entweder in ein infantiles bzw. juveniles organisches Psychosyndrom übergeht oder in ein Retardierungssyndrom ausmündet. Auf diese Entwicklungen soll im Rahmen der nächsten Abschnitte noch eingegangen werden.

3. Das infantile bzw. juvenile organische Psychosyndrom

A. Begriffsbestimmung

Hält man sich das klinische Bild einer senilen Demenz oder einer progressiven Paralyse beim Erwachsenen vor Augen, so könnte man in die Versuchung geraten, das Vorkommen eines organischen Psychosyndroms nach E. und M. Bleuer im Kindesalter zu verneinen. So ist auch immer wieder hervorgehoben worden, es gebe kein Korsakowsches Syndrom beim Kind. Diese Feststellung enthält einen Teil Wahrheit, indem es zwar im Kindesalter kein organisches Psychosyndrom gibt, welches genau so aussieht wie dasjenige des Erwachsenen. Damit ist aber noch keineswegs bewiesen, daß es ein organisches Psychosyndrom eigener Prägung bei noch unreifen Gehirnen nicht vorkommt.

Eine ähnliche Unsicherheit bestand bereits auf dem Gebiet der Schizophrenieerforschung bis zur entscheidenden Arbeit von Lutz. Bekanntlich sind besonders in die Augen springende und leicht diagnostizierbare Formen der Schizophrenie, wie z. B. das Paranoid oder die Katatonie, beim jüngeren Kinde kaum je zu finden. Lutz konnte sogar schreiben, daß Syndrome, die im Kindesalter beim ersten Blick einer Schizophrenie am ähnlichsten sehen, keine Schizophrenien, sondern symptomatische Psychosen bei körperlichen Erkrankungen sind. Gibt man sich indes die Mühe, etwas tiefer in das Wesen der Krankheit einzudringen und die elementaren Symptome der Schizophrenie nach E. Bleuler als maßgebend zu betrachten, so findet man diese Grundphänomene beim schizophrenen Kinde auch: sie sind aber oft von sekundären und reaktiven Erscheinungen verdeckt, so daß ihre klare Erfassung und somit die sichere Diagnose der Schizophrenie auf viel größere Schwierigkeiten stößt als beim Erwachsenen. Sodann spielt hier in pathoplastischer Hinsicht die Entwicklungsstufe des Hirnes und der Psyche eine entscheidende Rolle, indem z. B. die klinischen Formen des Vorschulalters erheblich vom Erscheinungsbild des Schulalters differieren. Diese klar erwiesenen Tatsachen lassen mit großer Wahrscheinlichkeit erwarten, daß ein organisches Psychosyndrom des Kindes ein anderes Erscheinungsbild als dasjenige des Erwachsenen aufweisen dürfte.

Zahlreiche Autoren, die sich mit der Erforschung cerebraler Schäden im Kindesalter befaßt haben, hegen keinen Zweifel am Vorkommen eines organischen Psychosyndroms beim Kinde. So macht Goellnitz auf die Tatsache aufmerksam, daß embryonale oder frühkindliche

Schädigungen des Gehirnes in der Regel zu Demenzzuständen führen;
je früher die organo-genetische Entwicklung eine Beeinträchtigung erfahren hat, um so stärker tritt die Nivellierung und Auslöschung der
Anlagepotentiale hervor. Setzt die Noxe später, etwa im Kleinkindalter, ein, so entsteht das sogenannte *„hirnorganische Achsensyndrom"*,
bei welchem *sowohl intellektuelle als auch affektive Ausfallserscheinungen* zu finden sind. Diese Kinder zeichnen sich durch eine erhöhte
Ermüdbarkeit, eine verminderte Fixierbarkeit, eine motorische Unruhe
oder eine ungewöhnliche Langsamkeit, eine Verminderung der Aufnahmefähigkeit und der Gedächtnisleistungen aus. Sie folgen ihren
ungerichteten Bewegungstrieben oft planlos und sind deshalb weniger
imstande als normale Kinder, systematisch Erfahrungen zu erwerben.
Die vermehrte intellektuelle Ermüdbarkeit der hirnorganisch geschädigten Kinder geht mit einer besonderen Gemütslabilität, mit einer
erhöhten Reizbarkeit und mit einer Neigung zu dysphorischen Verstimmungen einher. Die gestauten und schlecht verarbeiteten Affekte
kommen häufig in Form von Nägelbeißen, Dranghandlungen, Aggressionen und deliktischem Verhalten zur Abreaktion.

GoELLNITZ hebt die grundlegende Tatsache hervor, daß das geschilderte organische Achsensyndrom für die Ursache der cerebralen Schädigung keineswegs bezeichnend ist. Infektiöse, toxische, vaskuläre oder
ischämische Prozesse führen alle, ob sie kortikal oder subkortikal an-
greifen, zum selben psychopathologischen Bilde. Ebenso kommt der
Lokalisation der Noxe keine entscheidende Bedeutung zu.

Zu gleichen Schlußfolgerungen kam auch ANNEL mit ihren Unter-
suchungen der psychischen Folgeerscheinungen des Keuchhustens im
Kindesalter. Auch sie nimmt ein organisches *„Hirnschadensyndrom"*
(„Brain-damage"-Syndrom) an, welches bei allen möglichen diffusen
Schädigungen des kindlichen Hirnes entstehen kann. Eine erhebliche
Reduktion der intellektuellen Leistungsfähigkeit, eine vermehrte
Ermüdbarkeit, eine Verminderung der Aktivität, eine Schwächung des
Gedächtnisses, eine Armut der Assoziationen, eine Labilisierung und
Enthemmung der Affekte sind im klinischen Bilde führend.

Bezeichnend für die psycho-organische Ursache dieser Symptome
ist ihr Manifestwerden während oder nach der cerebralen Schädigung.
Es resultiert daraus in typischen Fällen eine unverkennbare *Persönlich-
keitsveränderung*, die von einem erblichen Schwachsinn oder von einer
anlagebedingten Charaktervariante zu unterscheiden ist. Auch die
Autoren, die den posttraumatischen Zuständen (SSOUHAREVA, TRAMER,
RIGGENBACH, LUTZ), den infantilen cerebralen Schäden durch elektrischen
Strom (FREMMING), den postinfektiösen (VILLINGER, BONHOEFFER, THIELE,
DE BOOR, FURTADO) und den vaskulären Schädigungen (KRAYENBÜHL
und STOLBA) nachgegangen sind, gelangten im Prinzip zu gleichen Er-

gebnissen. Es besteht somit kein Zweifel, daß es im Kindesalter ein organisches Psychosyndrom gibt, welches unter der Einwirkung aller möglichen cerebralen Noxen auftreten kann und sich von einer anlagebedingten Debilität oder Psychopathie einwandfrei differenzieren läßt.

Es stellt sich noch die Frage, ob das psychische Hirnschadensyndrom des Kindes mit dem organischen Psychosyndrom des Erwachsenen wesensverwandt ist und somit auch nosologisch die gleiche Bezeichnung verdient, oder ob ein Krankheitsbild vorliegt, welches mit dem organischen Psychosyndrom des Erwachsenen nichts Gemeinsames hat. Hebt man beim letzteren die Schädigung der Merkfähigkeit und des Frischgedächtnisses einseitig hervor, wie dies etwa bei der Bezeichnung „amnestisches Psychosyndrom" der Fall ist, so könnte man dazu neigen, die Syndrome des Kindes und des Erwachsenen als grundverschieden zu betrachten. Die Wesensmerkmale des organischen Psychosyndroms beschränken sich jedoch nicht auf die Störungen des Frischgedächtnisses: bekanntlich leidet der erwachsene Organiker nach E. und M. BLEULER an einer Verarmung, einer Verlangsamung und einem Schärfeverlust des Gedankenganges. Es stehen ihm gleichzeitig weniger Assoziationen zur Verfügung als dem Gesunden; außerdem werden die Assoziationen oft in überstürzter, unüberlegter, primitiver Weise verbunden. Während früher bestehende, schon eingeschliffene Denkmechanismen manchmal lang ungestört weiterfunktionieren können, stößt der Neuerwerb von Kenntnissen auf unüberwindliche Schwierigkeiten. Der psycho-organisch Kranke ermüdet abnorm rasch, so daß ursprünglich korrekte Denkleistungen schon nach kurzer Arbeitszeit unmöglich werden.

Ähnliche, wenn auch nicht genau gleiche Erscheinungen liegen beim hirnorganisch geschädigten Kinde vor: dieses kann sich bei der intellektuellen Arbeit nur ungenügend konzentrieren, ermüdet rasch und macht bald viele Flüchtigkeitsfehler (wegen der herabgesetzten Aufmerksamkeit). Sein *Gedächtnis* ist gestört, aber in etwas anderer Weise als beim Erwachsenen, indem die globale Gedächtnisfunktion so gut wie immer eine deutliche Einbuße erleidet. *Die Herabsetzung der Fähigkeit, neue Kenntnisse zu erwerben, ist auch beim Erwachsenen eines der wichtigsten Wesensmerkmale der organischen Hirnschädigung* (REY). Auch *der Gedankengang* des hirnorganisch geschädigten Kindes ist weniger scharf, oft langsamer und sprunghafter als derjenige seiner gesunden Altersgenossen. Schließlich bestehen ähnliche *affektive Störungen* beim Kinde und beim Erwachsenen: in beiden Fällen kommt es zu einer Labilisierung und Enthemmung der Affekte. Die Persönlichkeit wird primitiver, egozentrischer und impulsiver. Man beobachtet regelmäßig beim erwachsenen Hirnorganiker einen ethischen Abbau; ebenso nehmen die höheren moralischen Funktionen des organisch geschädigten Kindes oft Schaden. Vielleicht liegt beim Erwachsenen vorwiegend ein Abbau und beim Kind eine Entwicklungshemmung der ethischen Gefühle vor; in beiden Fällen sind sie gleichsinnig pathologisch verändert.

Was schließlich die *enge Verwandtschaft beider organischen Psychosyndrome* unterstreicht, ist der Umstand, daß beide durch die gleichen äußeren Ursachen, die auf den Körper und die Hirnfunktionen einwirken, in ähnlicher Weise beeinflußt werden. Sowohl der kindliche als auch der erwachsene Hirnorganiker leiden oft unter Föhndruck, meteorologischen Frontpassagen u. dgl. Sie zeigen beide eine herabgesetzte Verträglichkeit für Hitze, Sonnenbestrahlung, toxische Substanzen usf. Es unterliegt deshalb keinem Zweifel, daß beide Syndrome wesensverwandt sind und deshalb auch mit dem gleichen Terminus bezeichnet werden sollten. Es wäre lediglich angebracht, beim noch unreifen Hirn von einem *infantilen bzw. juvenilen organischen Psychosyndrom* zu sprechen; damit hätte man auch auf gewisse Eigentümlichkeiten des Syndroms im Kindesalter hingewiesen, deren Ursache nicht nur in der Noxe an sich oder in deren Angriffspunkt, sondern auch in der besonderen Reaktionsform des noch unreifen Gehirns liegt.

B. Häufigkeit, Genese, Verlauf und Prognose

Mit dieser grundsätzlichen Stellungnahme ist bereits das Wichtigste zur Symptomatologie des infantilen organischen Psychosyndroms gesagt worden. *Dieses wurde bei Geschwülsten der hinteren Schädelgrube in 10 von 22 Fällen und bei supratentorieller Tumorlokalisation in 14 von 30 Fällen gefunden.* Dem organischen Psychosyndrom ging oft, aber nicht durchweg, ein monatelanges chronisches Bewußtseinstrübungssyndrom voran. Offenbar war wegen der langen Dauer der Einwirkung der Noxe ein Dauerschaden gesetzt worden, der nicht durch eine operative Entfernung des Tumors oder durch eine Behebung der Hirndruckerscheinungen mittels Dekompression und Ventrikeldrainage behoben werden konnte. In den ersten 2—3 Lebensjahren wurde kein organisches Psychosyndrom beobachtet; hier scheint die einfache Regression die übliche Reaktionsform der Psyche zu sein. Vom Kleinkindalter an konnten dagegen Vollbilder des Syndroms zur Beobachtung gelangen, wo neben einer Charakterveränderung auch mnestische Störungen vorlagen. So gut wie immer ließen hier das neurologische Untersuchungsergebnis und der Operationsbefund auf eine chronische, generalisierte cerebrale Schädigung als Ursache des organischen Psychosyndroms schließen.

Das organische Psychosyndrom blieb im allgemeinen während Jahren *stabil.* In gewissen Fällen kam es nach einer radikalen Behebung der Noxe zu einer weitgehenden *Remission:* diese stellte sich oft in der Pubertät oder in der Adoleszenz ein. Die Reversibilität des infantilen organischen Psychosyndroms spricht nicht grundsätzlich gegen dessen Wesensgemeinschaft mit dem gleichen Psychosyndrom des Erwachsenen. Denn es ist ja auch bei diesem bekannt, daß z. B. posttraumatische Zustände oder die progressive Paralyse eine erhebliche Besserung erfahren können. Außerdem verfügt das kindliche Hirn über Anpassungs- und Kompensationsmöglichkeiten, die beim Erwachsenen nicht mehr vorhanden sind. Bezeichnend hierfür sind die jüngst gemachten Erfahrungen mit hemisphärektomierten Kindern (HEUYER, FABISCH).

In der Pubertät und in der Adoleszenz wurden z. T. organische Psychosyndrone beobachtet, deren Erscheinungsbild eine zunehmende Ähnlichkeit mit demjenigen des Erwachsenen aufwies, indem die Störungen der Merkfähigkeit und des Frischgedächtnisses im klinischen Bild an Bedeutung gewannen, ohne jedoch, daß die anderen Symptome (Einengung und Verarmung des Gedankenganges, Affektlabilität, Einbuße der höheren moralischen Gefühle usf.) dabei gefehlt hätten.

Andere Fälle gingen allmählich in das Bild einer schweren *organischen Demenz* über: dies traf vor allem bei der Kombination mit einer symptomatischen Epilepsie oder bei einer unaufhaltsamen Progredienz des Tumorwachstums zu, wie z. B. bei einem metastasierenden Medulloblastom. In der überwiegenden Zahl der Fälle sind der chronische Hirndruck und die cerebralen Alterationen, die vom Tumor selbst ausgehen, für die Entstehung des psychischen Schadens maßgebend. Es gibt indessen andere Kinder, bei denen die Möglichkeit einer zusätzlichen Schädigung des Zentralnervensystems durch eine intensive *Röntgenbestrahlung* in Betracht gezogen werden muß. Cerebrale Folgeerscheinungen von hohen Bestrahlungsdosen wurden schon verschiedentlich beschrieben (DRUCKMANN, MARKIEWICZ, BENEDEK). Auch BAILEY und Mitarbeiter wiesen bei Kindern, die wegen eines Tumors bestrahlt worden waren, anatomische Schäden, z. B. in Form von Thrombosen cerebraler Gefäße nach. WACHOWSKI und CHENAULT fanden in einem Fall schwere Veränderungen der Ganglienzellen bei der Sektion, trotzdem Pat. eine Bestrahlungsdosis erhalten hatte, die sonst als ungefährlich gilt. Forschungen mit dem Elektronenmikroskop haben Veränderungen der Lipoidsubstanz der Markscheiben aufgedeckt, und zwar nach Dosen von 2000 bis 8000 r (TODD). *Heute gehen die Ansichten über die zulässige Dosierung der cerebralen Röntgenbestrahlung auseinander.* Im allgemeinen wird zwar anerkannt, daß der Grenzwert der Gesamtdosis bei 5000—6000 r Herddosis und somit 10.000 bis 12.000 r/l liegt (WACHOWSKI und CHENAULT, ZUPPINGER,

Schaerer). Es gibt noch Autoren, die vor dem Überschreiten von 7000 r/l in 5 Wochen oder 6000 r/l in 3 Wochen warnen (Paterson), während andere Radiotherapeuten Dosen von 15.000 r/l und mehr als ungefährlich bezeichnen (Peirce, Morello). Es handelt sich allerdings bei der letztgenannten Empfehlung um die Dosierung für Erwachsene. Selbstverständlich spielt neben der Totaldosis auch die Zeitspanne eine Rolle, in welcher sie verabreicht wurde. Die Verträglichkeit wird (wie bei vielen anderen cerebralen Noxen) mit der Fraktionierung gebessert.

Es kann nicht die Aufgabe der vorliegenden Arbeit sein, die Bestrahlungsdosis genau zu bestimmen, bei welcher noch keine psychischen Ausfallserscheinungen zu erwarten sind. Hier liegt zwar eine grundsätzlich wichtige Frage vor, da psychische Schäden bei einer Röntgenbestrahlung des Hirnes nur bei vitaler Indikation in Kauf genommen werden dürfen. Es ist deshalb gerechtfertigt, einige eigene Beobachtungen anzuführen, die einen Beitrag an die Bestimmung der noch zulässigen Röntgendosis liefern können.

Dosen bis zu 6000 r/l sind allgemein auch von kleineren Kindern ohne psychische Ausfallserscheinungen ertragen worden. Von wesentlicher Bedeutung war wohl der Umstand, daß die Bestrahlung protrahiert im Verlaufe mehrerer Wochen mit einer Tagesdosis von etwa 150 r/l verabreicht wurde. Gesamtdosen von 9000 r/l und mehr sind unter Umständen nicht mehr als harmlos zu betrachten, wobei, abgesehen von der Gesamtdosis und der Behandlungsdauer, noch andere Faktoren, wie z. B. das Alter des Kindes, der Zustand seines Zentralnervensystems zu Beginn der Behandlung, ebenfalls eine Rolle spielen. Auffallend war z. B., daß der 10; 8jährige Knabe W. M. (Fall Nr. 17), welcher an einem Medulloblastom des Kleinhirnwurmes litt, durch eine erste Bestrahlung nach einer cerebellären Dekompression erheblich gebessert worden war. Eine zweite Serie, die ein Jahr nachher innert 4 Wochen verabfolgt wurde (Gesamtdosis beider Serien 10.800 r/l), führte zu einer Milderung der neurologischen Symptome, ließ aber sehr rasch ein organisches Psychosyndrom entstehen. Wäre das Grundleiden, nämlich das Wachstum des Medulloblastoms, für die psychischen Symptome maßgebend gewesen, so wäre es schwer verständlich, daß sich die neurologischen und psychopathologischen Symptome gegensinnig verhalten haben.

Ein elfjähriger Knabe H. B. (Fall Nr. 29) erkrankte an einem inoperablen Tumor des 3. Ventrikels und zeigte, als im Alter von 13 Jahren eine Torkildsen-Drainage angelegt wurde, keine gröberen psychischen Ausfallserscheinungen. Es wurde anschließend innert mehreren Wochen mit 9900 r/l bestrahlt. Während der folgenden zwei Jahre trat eine erhebliche psychoorganische Schädigung in Erscheinung, obwohl sich der neurologische Zustand besserte und keine Hirndruckerscheinungen mehr vorhanden waren. Schließlich entstand beim sechsjährigen Knaben R. D. (Fall Nr. 40), der eine Zerstörung der Sella bei einem Morbus Hand-Schüler-Christian aufwies, eine schwere organische Demenz, nachdem der Schädel (wegen Knochenherde der Kalotte) wiederholt mit hohen Dosen bestrahlt worden war (Gesamtdosis: 6000 r/l).

Kinder mit echten Neoplasmen des Hirnes eignen sich schlecht für die Bestimmung der psychischen Verträglichkeit für Röntgenstrahlen, da meistens mit primärer cerebraler Schädigung durch den Tumor bzw. dem erhöhten Hirndruck gerechnet werden muß. Untersuchungen bei der Röntgentherapie anderer Krankheitsbilder, die nicht von vornherein das Hirn in Mitleidenschaft ziehen (als Prototyp hierfür käme die Röntgenbestrahlung von Schädelherden, wie z. B. bei der angeführten Hand-Schüler-Christianschen Krankheit in Frage), wären wohl geeignet, die Verträglichkeit des kindlichen Gehirnes für die Röntgenstrahlen zu ermitteln.

4. Die Regression und die Entwicklungsverzögerung

A. Begriffsbestimmung

Über das Wesen der Regression ist es wohl nicht nötig, viele Worte zu verlieren: es sei lediglich auf den grundsätzlichen Unterschied, der zwischen der Regression und der Entwicklungsverzögerung (Retardierung) besteht, hingewiesen. Von einer *Regression* soll gesprochen werden, wenn bereits erworbene Fähigkeiten unter dem Einfluß des pathologischen Geschehens dauernd oder vorübergehend verlorengehen; um eine *Retardierung* wird es sich handeln, wenn zwar kein Rückfall auf eine frühere Entwicklungsstufe stattfindet, die psychische Entwicklung jedoch unter dem Einfluß der Noxe in einem verlangsamten Tempo stattfindet.

In der Psychopathologie des Erwachsenen und ganz besonders bei der Erforschung der Geisteskrankheiten hat sich der Begriff der Regression nicht immer als fruchtbar erwiesen. Im Verlaufe organischer und endogener Psychosen stellen sich mitunter auch regressive Erscheinungen ein; das Wesen der Krankheit wird jedoch dadurch nicht erklärt. Anders liegen die Verhältnisse beim Kinde: während beim Erwachsenen mit einer gewissen Stabilität der biologischen und psychologischen Verhältnisse gerechnet werden darf, befindet sich diese beim Kinde dauernd im Fluß. Es ist deshalb unerläßlich, im Kindesalter mit einer 4. Dimension, nämlich mit der Zeit bzw. mit dem Stand der körperlichen und der psychischen Entwicklung, zu rechnen.

Nun aber darf das erreichte Entwicklungsniveau nicht als etwas End-

gültiges aufgefaßt werden; die Möglichkeit eines funktionellen Rück-
falles auf eine frühere Entwicklungsstufe ist praktisch immer gegeben.
Wie aus den Ergebnissen der Entwicklungspsychologie hervorgeht,
genügen z. B. relativ geringfügige Belastungen, damit ein Kind ge-
wisser funktioneller Errungenschaften zeitweise verlustig geht: ein
bettreines Kleinkind kann, wie jede Mutter weiß, unter dem Einfluß
einer banalen interkurrenten Erkrankung nachts wieder einnässen. In
leichteren Fällen verschwindet die Störung mit der Behebung der
Ursache.

Auf neurologischem Gebiet gilt seit H. JACKSON der Grundsatz,
daß die Schädigung einer höheren Funktion einen Rückfall auf eine
frühere Entwicklungsstufe bewirkt. Für einen funktionellen Schich-
tenbau des Nervensystems sprechen die Arbeiten von PEIPER; auch
nach ihm gehört der Verlust der höheren und zuletzt erworbenen
Funktionen zu den elementaren neurophysiologischen und psychologischen Vorgängen, die durch eine Schädigung des Zentralnervensystems
ausgelöst werden.

Wenn schon eine relativ leichte körperliche Störung genügen kann,
um regressive Erscheinungen zu bewirken, so ist es klar, daß eine
schwere cerebrale Schädigung, z. B. durch einen Hirntumor, ebenfalls
dazu führen kann, ja unter gewissen Umständen sogar führen muß.
GOELLNITZ hebt zu Recht hervor, daß jede cerebrale Noxe eine psychische
Entwicklungsretardierung bewirken kann. Unseres Wissens ist aber
bisher noch nicht auf die Tatsache hingewiesen worden, *daß Hirn-*
tumoren im Kindesalter oft zu einer erheblichen Entwicklungsretar-
dierung oder zu schweren regressiven Erscheinungen Anlaß geben
können.

B. Typen der Regression und der Retardierung

a) Die Regression als Reaktionstypus des Säug-
lings und des Kleinkindes

Die Regression und die Entwicklungsverzögerung wurden neben
der Bewußtseinstrübung als typische Reaktionsweisen in den zwei bis
drei ersten Lebensjahren immer wieder beobachtet. So zeigte das
jüngste Kind unseres Untersuchungsgutes, welches schon im Alter von
10 Tagen an einem malignen temporo-parietalen Ependymoblastom
manifest erkrankte (Fall Nr. 47), eine nahezu vollständige Blockierung
der psychischen Entwicklung. Kinder im zweiten und im dritten Jahr
(Fall Nr. 10 und 19) wurden von regressiven Erscheinungen befallen.
Diese sind oft reversivel, sofern die Ursache der Regression behoben
werden kann.

b) Einfache Regression und Entwicklungsretardierung in späteren Entwicklungsstadien

Vom 4. Jahr an aufwärts wurden nicht selten als einziges oder als vorherrschendes Symptom eines Hirntumors regressive Erscheinungen gefunden. Die affektive Ausreifung ist in der Regel primär und am schwersten getroffen, während die intellektuelle Entwicklung nur sekundär in Mitleidenschaft gezogen wird. Jedenfalls entsteht in den unkomplizierten Fällen weder eine Oligophrenie noch eine Demenz. Es kann sich hier um eine frühzeitige Erscheinung handeln, die sogar den somatischen Symptomen vorauseilt (z. B. Fall Nr. 26, Seite 35); in anderen Fällen, namentlich beim Kleinhirnastrocytom, wird die Entwicklungsretardierung als ein Defektzustand angetroffen, welcher noch jahrelang nach der Operation weiter bestehen kann. In relativ reiner Form wird eine Entwicklungsverzögerung manchmal bei den Tumoren der Hypophysen- und Zwischenhirngegend gefunden: die Persönlichkeit erleidet hier keine Verzerrung, sondern eine globale und gleichmäßige psychische Entwicklungshemmung. Da diese in der Regel einigermaßen mit dem körperlichen Kleinwuchs übereinstimmt, springt sie nicht ohne weiteres in die Augen des Beobachters.

Daß die Regression mit einer ganzen Reihe von körperlichen und psychischen Symptomen, *wie einer Enuresis nocturna, Encopresis, Pavor nocturnus, Lutschen, Verlust der Sprache usf.*, einhergehen kann, wird immer wieder beobachtet. Ebenso häufig kommen Rückfälle in eine frühere Entwicklungsphase oder abnorme Verläufe derselben vor.

c) Die komplexen Formen der Regression und der Retardierung

Viel häufiger als die einfachen Erscheinungsformen der psychischen Entwicklungshemmung ist deren Kombination mit anderen psychischen Syndromen, wie z. B. mit dem chronischen Bewußtseinstrübungssyndrom, mit dem infantilen organischen Psychosyndrom und dem hirnlokalen Psychosyndrom. Sobald die Noxe (in unserem Untersuchungsgut der Tumor und seine pathophysiologischen Nebenerscheinungen) eine gewisse Intensität und Dauer erreicht, wird die psychische Entwicklung regelmäßig ebenfalls in Mitleidenschaft gezogen. In der Tat wurde nie eines der erwähnten Syndrome (organisches Psychosyndrom, chronische Bewußtseinsstörung) ohne zusätzliche Regressions- oder Retardierungserscheinungen angetroffen. *Die dadurch entstehenden klinischen Bilder weisen eine große Buntheit auf, indem bald regressive Züge, bald psycho-organische Störungen vorherrschen.* Diese Zustandsbilder tragen alle eine eindeutig ins Auge springende pathologische Note, indem die Harmonie und die Geschlossenheit der

Persönlichkeit (im Gegensatz zu den einfachen Entwicklungsstörungen) nicht gewahrt bleiben.

C. Verlauf und Prognose der Entwicklungsstörungen

Sofern die *regressiven Erscheinungen* akut aufgetreten sind und deren Ursache, nämlich der Tumor, beseitigt wird, bevor Dauerschäden entstanden sind, kann sich die Regression innert relativ kurzer Zeit wieder zurückbilden. *Entwicklungsretardierungen*, die im Rahmen einer chronischen cerebralen Schädigung entstanden sind und die in der Regel mit anderen psychischen Symptomen einer Hirnschädigung einhergehen, bleiben dagegen oft jahrelang unverändert bestehen. In der Adoleszenz kann zwar noch eine gewisse Nachreifung stattfinden (z. B. bei Fall Nr. 5). Bei den Tumoren der Hypophysen-Zwischenhirngegend bleibt in der Regel der psychische Infantilismus noch während des dritten Lebensjahrzehntes in einem ausgeprägten Maße weiterbestehen.

Es stellt sich noch die Frage, ob die Entwicklungsstörungen nicht in gewissen Fällen auf andere Ursachen zurückzuführen sind. *Konstitutionelle Entwicklungsverzögerungen* konnten mit Hilfe einer sorgfältigen Erforschung der prämorbiden Entwicklung aufgedeckt werden. In der Mehrzahl der Fälle lag indessen vor Beginn der Tumorerkrankung keine Entwicklungsstörung vor. Bei anderen Kindern ließ sich zeigen, daß eine langsame psychische Entwicklung durch die Tumorerkrankung eine zusätzliche Verzögerung erfahren hat.

Eine *reaktive Komponente* mag in den ersten Stadien des Krankheitsverlaufes, bei der Entstehung des Infantilismus wie bei jeder schweren somatischen Krankheit, eine Rolle spielen. Es ist aber unwahrscheinlich, daß reaktive Vorgänge für das Vollbild der Entwicklungsstörung allein maßgebend sind. So konnten Jackson, Kinkley, Faust und Cermak zeigen, daß 117 Kinder, die zu einem operativen Eingriff mit Narkose hospitalisiert wurden, ausnahmslos eine dadurch bedingte psychische Traumatisierung aufweisen. Die Folgeerscheinungen klangen rasch ab, so daß 3 Monate nach dem Eingriff nur noch bei 17 Kindern Störungen des Verhaltens gefunden wurden. Es ist deshalb kaum anzunehmen, daß jahrelang nach der Operation eines Hirntumors ein reaktiv bedingter Infantilismus weiterbestehen sollte, zumal die Psychodynamik keine Anhaltspunkte für eine solche Hypothese gab.

5. Das hirnlokale Psychosyndrom

A. Begriffsbestimmung

In der Psychopathologie des Erwachsenen sind besonders Syndrome bekannt, die ihre Ursache in einer mehr oder weniger scharf umschriebenen cerebralen Schädigung haben und sich dadurch auszeichnen, daß sie hauptsächlich mit einer Störung der Gefühle, der Triebe und Antriebe einhergehen, während die intellektuellen Funktionen zumindest primär keine Veränderungen aufweisen. Es ist z. B. ein Stirnhirn-, ein Zwischenhirn- und ein Stammhirnsyndrom beschrieben worden; allerdings ist die Tatsache zu berücksichtigen, daß es in den meisten Fällen nicht möglich ist, vom psychopathologischen Bild auf den Sitz der cerebralen Schädigung zu schließen. So kann eine blande, läppische Euphorie im Sinne einer Dauerverstimmung ebensosehr bei Stirnhirn- wie bei Hypophysenaffektionen angetroffen werden. Deshalb ist es nach M. Bleuler erlaubt, nicht von verschiedenen, sondern von einem hirnlokalen Psychosyndrom zu sprechen.

Die Frage, ob es überhaupt auch im Kindesalter ein solches hirnlokales Psychosyndrom gibt, ist wohl bisher nicht endgültig entschieden worden. Einmal ist der Tatsache zu gedenken, daß das Syndrom des Erwachsenen häufig einem erheblichen psychischen Infantilismus gleich ist. Wenn beim Kind eine Entwicklungsverzögerung symptomatologisch im Vordergrund steht, so fällt die Entscheidung nicht leicht, ob eine einfache Retardierung oder ein verkapptes hirnlokales Psychosyndrom vorliegt. Auf die gleichen Schwierigkeiten stößt man bei der Erforschung der psychischen Begleiterscheinungen von Endokrinopathien im Kindesalter. So läßt sich ein kindliches endokrines Psychosyndrom nach M. Bleuler als Sonderfall des hirnlokalen Psychosyndroms kaum je mit der wünschenswerten Klarheit nachweisen (Zueblin, Corboz): meist liegen Symptome vor, die sich phänomenologisch von einer einfachen Retardierung kaum unterscheiden lassen.

Ferner weist das infantile bzw. juvenile organische Psychosyndrom oft einen ausgesprochenen hirnlokalen Einschlag auf, indem die Veränderungen der Affektivität (z. B. in Form der Enthemmnung, des Erethismus, des Wegfalles moralischer Bremsen, der pathologischen Impulsivität) die Szene beherrschen, während die intellektuellen Störungen nicht ohne weiteres in die Augen springen. Lutz konnte deshalb bei posttraumatischen Encephalopathien von einem organischen Psychosyndrom mit Stammhirneinschlag sprechen. Es gibt hier gerade Grenzfälle, die im Hinblick auf die Unterscheidung des allgemeinen vom hirnlokalen Psychosyndrom große Schwierigkeiten bereiten. Wir halten dafür, daß auch beim Kinde nur dann von einem hirnlokalen Psychosyndrom die Rede sein darf, wenn eine Schädigung der intellektuellen Funktionen primär fehlt und die affektiven Störungen nicht auf einfache Retardierungserscheinungen beschränkt bleiben.

B. Das hirnlokale Psychosyndrom bei Hirntumoren

Tumoren der Hypophysen-Zwischenhirngegend gehen oft mit einem hirnlokalen Psychosyndrom einher. So stellten sich bei einem

8; 11jährigen Mädchen (Fall Nr. 33) nach der operativen Entfernung eines supra-sellären Kraniopharyngeoms endogene Verstimmungen und eine pathologische Verminderung der Antriebe ein. Daneben gibt es noch andere Kinder, die bei einer ähnlichen Tumorlokalisation ein hirnlokales Psychosyndrom zeigten, in dessen Gefolge besondere Triebstörungen (Nahrungsaufnahme, Durst, Schlaf) auftraten, die auf die besondere diencephale Lokalisation hinwiesen.

Die beiden Kinder mit einer hypothalamisch bedingten *Pubertas praecox* zeigten keine Anzeichen einer beschleunigten psychischen Entwicklung: sie blieben namentlich auf sexuellem Gebiet vollkommen kleinkindlich.

Ferner kam es vor, daß *eine chronische Bewußtseinstrübung einen hirnlokalen Einschlag* durch eine euphorische Dauerverstimmung (Fälle Nr. 48, 50 und 51) oder durch eine schwere Antriebsarmut (Fall Nr. 25) oder eine Enthemmung (Fall Nr. 42) erhielt, womit die Lokalisation des pathologischen Prozesses im Stirnhirn bzw. im Stammhirn vermutet werden konnte.

Eindeutige klinische Bilder eines hirnlokalen Psychosyndroms wurden bei einem achtjährigen Knaben (Fall Nr. 49) und einem 19jährigen Mädchen angetroffen (verkalkter Tumor des Stirnlappens bzw. ein Astrozytom der rechten Insel). Der Knabe, der jahrelang an einer psychomotorischen Epilepsie gelitten hatte, wies eine affektive Enthemmung erheblichen Grades auf, während seine intellektuellen Funktionen intakt waren. Das Mädchen zeigte postoperativ während eines Jahres eine pathologische Labilisierung und Impulsivität des Gefühlslebens, die es in der Familie und im Beruf als unerträglich erscheinen ließen.

Wie das allgemeine organische Psychosyndrom, so hat auch das hirnlokale Syndrom eine gewisse Beständigkeit, die sich durch den Umstand erklären läßt, daß die cerebrale Schädigung mit der Exstirpation des Tumors nicht gänzlich behoben wird. In anderen Fällen, wenn z. B. Tumoren der Stammganglien oder des 3. Ventrikels vorliegen, erweist sich oft eine radikale Therapie als unmöglich. Immerhin konnten erhebliche Besserungen von hirnlokalen Psychosyndromen nach einer Röntgenbestrahlung oder einer operativen Therapie beobachtet werden.

Zusammenfassend kann somit gesagt werden, daß ein hirnlokales Psychosyndrom reiner Prägung im Kindesalter relativ selten als Begleiterscheinung eines Hirntumors angetroffen wird. Dagegen erhalten die übrigen Syndrome (organisches Psychosyndrom, Bewußtseinstrübung, Regressionssyndrom) oft einen Einschlag im Sinne eines hirnlokalen Psychosyndroms, indem Störungen der Affektivität (Verstimmungen, Störungen der Triebe und Antriebe) das klinische Bild färben.

6. Die übrigen Syndrome und Symptome

A. Die symptomatische Epilepsie

Die bekannte Tatsache, daß eine symptomatische Epilepsie zu den seltenen Folgeerscheinungen der Geschwülste der hinteren Schädelgrube gehört, daß sie aber *ein relativ häufiges Symptom der Tumoren der Großhirnlappen darstellt*, hat sich auch in unserem Untersuchungsgut bewahrheitet. Einmal wurden symptomatische epileptische Anfälle im Gefolge eines metastasierenden Kleinhirnmedulloblastoms (Fall Nr. 11) angetroffen; der Focus konnte elektroencephalographisch in der linken Temporo-Parietal-Gegend nachgewiesen werden. Das einzige maligne Hypophysenadenom (Fall Nr. 37, 8; 7jähriges Mädchen) ging, was eine seltene Erscheinung sein dürfte, schon in den Anfangsstadien mit generalisierten Krämpfen einher.

Je ein Tumor des rechten Temporallappens (Fall Nr. 46), der rechten Insel (Fall Nr. 48) und zwei Geschwülste des rechten und des linken Stirnlappens waren von epileptischen Erscheinungen begleitet. Während ein Tumor des rechten Stirnlappens und die Geschwulst der Insel JACKSON-Anfälle nach sich zogen, waren bei einem Riesenmeningeom des linken Stirnlappens nur kurzdauernde Absenzen zu beobachten, die allerdings zwei Jahre nach der operativen Entfernung des Tumors von Krampferscheinungen abgelöst wurden. Ein verkalkter Tumor des linken Stirnlappens ging mit einer klassischen psychomotorischen Epilepsie einher.

Bedeutungsvoller als die Anfälle selbst sind vom psychopathologischen Standpunkte aus die *psychischen Veränderungen*, die im Gefolge der Epilepsie in Erscheinung treten können. Daß es eine *epileptische Wesensveränderung*, ja eine epileptische Demenz beim Kinde gibt, die sich wesentlich von Oligophrenien oder Psychopathien unterscheiden, wird von den meisten maßgebenden Autoren heute nicht mehr ernsthaft bezweifelt. So erblickt TRAMER das Wesen der epileptischen Demenz in einer *Verlangsamung sämtlicher psychischer Funktionen*, in einer besonderen Umständlichkeit, in einer Abnahme der mnestischen Fähigkeiten, in einer Einbuße der Anschaulichkeit der Vorstellungen und überhaupt in einer generalisierten Schädigung der Intelligenz. Auf affektivem Gebiet unterstreicht TRAMER die *Zunahme der Reizbarkeit und der Explosivität*; in anderen Fällen wird ein apathisches, schwerfälliges Verhalten angetroffen. Nach dem genannten Autor ist diese Demenz, die die Hauptmerkmale eines infantilen organischen Psychosyndroms aufweist, vor allem im Rahmen der idiopathischen Epilepsie anzutreffen. Die gleichen Störungen können jedoch, wenn auch weniger häufig, als Folgeerscheinung jeder symptomatischen Form der Epilepsie gefunden werden. Unabhängig von

TRAMER vertritt BRADLEY grundsätzlich gleiche Ansichten. Er legt jedoch nicht das Hauptgewicht auf die Langsamkeit und die Umständlichkeit, sondern auf die unbegründeten *jähen Stimmungswechsel*, auf die abnorme Reizbarkeit und auf den Jähzorn. Was die intellektuellen Funktionen betrifft, so beobachtete BRADLEY vor allem *erhebliche Konzentrationsstörungen und einen Verlust der Schärfe und der Genauigkeit der Gedanken.*

Von den sieben Kindern unseres Untersuchungsgutes, die epileptische Krankheitserscheinungen aufwiesen, zeigten deren fünf ein infantiles *organisches Psychosyndrom*. Dabei ist hervorzuheben, daß die epileptischen Anfälle ausnahmslos längere Zeit gedauert hatten. Der psychopathologische Befund erinnerte zweimal (Fall Nr. 11 und 45) stark an die entsprechenden Zustandsbilder des Erwachsenen: die Kinder waren erheblich verlangsamt, umständlich, kleinlich, äußerst empfindlich und in einem enormen Maße reizbar. In einem weiteren Fall (Fall Nr. 49) lagen nicht die Bradyphrenie und die Umständlichkeit im Vordergrunde des klinischen Bildes, sondern die Reizbarkeit und der Jähzorn und eine allgemeine Enthemmung. Die übrigen zwei Kinder, bei denen JACKSON-Anfälle nur relativ kurze Zeit bestanden hatten (Fall Nr. 46 und 48), zeigten auch die leichtesten psychischen Alterationen: im ersten Falle bestand während ca. eines Jahres ein hirnlokales Psychosyndrom (welches aber in erster Linie auf den Tumor und nicht auf die Krampferscheinungen zurückzuführen ist) und im anderen Falle lediglich eine Entwicklungsverzögerung.

Auch wenn generelle Schlußfolgerungen nur mit großer Vorsicht gezogen werden dürfen, läßt sich immerhin auf Grund unserer Beobachtungen sagen, daß eine *Tumorepilepsie* mit einem charakteristisch gefärbten infantilen organischen Psychosyndrom einhergehen kann, welches an das entsprechende Zustandsbild des Erwachsenen erinnert. Außerdem läßt sich vermuten, daß ceteris paribus eine lange Dauer der Anfallskrankheit häufiger zu psychischen Veränderungen führt als eine nur kurze. Wahrscheinlich spielen für die Entstehung der psychischen Veränderungen noch andere, bisher wenig bekannte Faktoren eine Rolle; neben den cerebralen Funktionsstörungen im Gefolge der Anfälle dürfte auch der primäre pathologische Prozeß, nämlich der Tumor selbst, oder die zurückgelassene Narbe von Bedeutung sein.

B. Die Halluzinationen und Delirien

Diese spielen in unserem Untersuchungsgut zumindest quantitativ eine nur untergeordnete Rolle. Eigentliche Halluzinationen wurden in reiner Form nie angetroffen. Drei Kinder, die an einem *Tumor des Occipitallappens bzw. des Temporallappens* litten, erzählten von optischen halluzinatorischen Erlebnissen. Es lagen jedoch keine Halluzinationen im strengen Sinne des Wortes vor, da die Kinder der Störung bewußt waren und sie diese keineswegs als die Wirklichkeit verkannten. Im Rahmen der ungewöhnlichen Angstträume mag das Mädchen D. S. (Fall Nr. 28) Erscheinungen wahrgenommen haben, die vielleicht an das Halluzinatorische grenzen. Es fällt jedoch hier nicht leicht, den Grenzstrich zwischen der physiologischen Halluzination des Traumes und den pathologischen Erlebnissen zu ziehen. Schließlich sei noch besonders hervorgehoben, daß die *cerebellar fits* des Knaben H. W. (Fall Nr. 5) mit vorübergehenden deliriösen Erscheinungen einhergingen. Diese sind für das akute cerebelläre Einklemmungssyndrom keineswegs charakteristisch, sondern gehören in den Rahmen des akuten Reaktionstypus. Da Kleinhirnanfälle ohnehin nicht häufig sind (BAILEY) und nur ausnahmsweise mit deliriösen Symptomen einhergehen, dürften diese zu den Seltenheiten gehören.

C. Die Werkzeugstörungen

Unter den Werkzeugstörungen verdienen die Sprachstörungen eine besondere Erwähnung. Unser Krankengut eignet sich kaum zur Untersuchung anderer Werkzeugstörungen, wie z. B. der Agnosien, Alexien, Agraphien, Akalkulien, da Tumoren, die mit solchen Störungen einhergegangen wären, nicht untersucht werden konnten. Störungen der Sprache kamen dafür häufiger vor und wiesen eine unterschiedliche Genese auf. *Aphasien* im eigentlichen Sinne des Wortes lagen zwar nur selten vor. Lediglich beim Mädchen G. H. (Fall Nr. 44) traten postoperativ Sprachstörungen auf, die als Aphasie zu bezeichnen sind. Da gleichzeitig jedoch zunächst eine Bewußtseinstrübung und später ein organisches Psychosyndrom vorlag, war die Entscheidung schwer, ob eine eigentliche Aphasie vorlag oder ob es sich um Wortfindungsstörungen im Rahmen des organischen Psychosyndroms handelte.

Ein anderer Typus von Sprachstörungen lag in Form von *Dysarthrien* bei Tumoren des Pons und der Oblongata vor. In extremen Graden mündete jeweilen die Dysarthrie in eine Anarthrie, die erscheinungsbildlich nicht von einer Aphasie unterschieden werden konnte. Ferner konnte ein Verlust der Sprache, den man auch als Aphasie bezeichnen muß, im Rahmen des akuten regressiven Syndroms des Kleinkindes beobachtet werden. Hier gehen die physiologischen Sprachmechanismen buchstäblich wieder verloren: die Kinder, mit denen in der Regel ein guter affektiver Kontakt bestand, waren nicht mehr fähig (auch mit den Eltern und anderen Kindern nicht), sich sprachlich auszudrücken. Die Störung ist in der Regel reversibel. Die sprachlichen Fähigkeiten stellten sich bei einem dreijährigen Knaben unter dem Einfluß einer Röntgenbestrahlung wieder ein (Fall Nr. 10), aber nicht schlagartig, sondern stufenweise, wie sie früher erworben wurden.

Schließlich ist die *cerebelläre Form der Dysarthrie* noch kurz zu erwähnen: sie tritt nur bei Läsionen der rechten Kleinhirnhemisphäre in Erscheinung und entsteht wahrscheinlich durch eine funktionelle Beeinträchtigung der fronto-cerebellären Bahn. Zwei Knaben unseres Krankengutes zeigten in der Tat nach der operativen Entfernung eines Astrocytoms der rechten Kleinhirnhemisphäre eine Sprachstörung im Sinne einer Verlangsamung des Redeflusses und einer Verschlechterung der Artikulation. Die Symptome blieben während einiger Monate bestehen und bildeten sich nachher schrittweise zurück.

Von den organisch bedingten Aphasien und Anarthrien ist *der psychogene Mutismus* zu unterscheiden, der nicht selten im Gefolge einer Hospitalisation oder eines operativen Eingriffes aufzutreten pflegt. Im Gegensatz zum aphasischen oder extrem dysarthrischen Kinde wünscht das mutistische Kind gar nicht zu sprechen: sein Schweigen geht in der Regel auf ungenügend verarbeitete Angsterlebnisse und auf eine Kontaktablehnung zurück. Meistens handelt es sich um sensible, nicht allzu intelligente und um primär kontaktschwache oder kontaktgestörte Kinder (Fall Nr. 33).

7. Die psychischen Syndrome der verschiedenen Entwicklungsstufen

Diese Syndrome sind bereits eingehend dargelegt und erläutert worden. Es wird deshalb genügen, wenn die psychischen Krankheitsbilder der verschiedenen Entwicklungsstufen kurz zusammengestellt werden.

A. Säuglingszeit und erstes Spielalter (1.—3. Jahr)

Auf dieser Stufe waren nahezu *ausschließlich Bewußtseinstrübungen und Entwicklungsstörungen* zu finden (Retardierung und Regression). Es handelt sich hiermit nahezu um elektive Reaktionsformen dieser Entwicklungsstufe. Die Frage, ob in den ersten Lebensjahren mit einer *erhöhten Verletzbarkeit der cerebralen Funktionen* gerechnet werden muß oder nicht, kann wohl heute noch nicht abschließend beurteilt werden. Einerseits weist z. B. ANNEL auf die besondere Gefährlichkeit des Keuchhustens in den ersten Lebensmonaten im Hinblick auf eine cerebrale Schädigung hin; anderseits hat LUTZ nachweisen können, daß die Prognose von nicht allzu schweren traumatischen cerebralen Schädigungen beim Säugling und Kleinkind besonders günstig ist. Vielleicht könnten die sich scheinbar widersprechenden Beobachtungen eine Erklärung in der Annahme finden, daß das Hirn des Kleinkindes zwar in einem hohen Maße lädierbar ist, daß es aber über bessere Heilungs- und Ausgleichsmöglichkeiten verfügt als auf einer späteren Entwicklungsstufe. Die Entstehung eines Sprachzentrums in der rechten Hemisphäre bei rechtshändigen Kindern nach einer linksseitigen Hemisphärektomie (HEUYER) würde diese Hypothese unterstützen.

B. Trotzphase und Kindergartenalter (4.—6. Jahr)

Hier pflegen nebst Bewußtseinsstörungen und den regressiven Erscheinungen auch bereits infantile organische Psychosyndrome aufzutreten. Die affektive Enthemmung geht in der Regel mit besonders *heftigen Trotzerscheinungen* und mit einer fulminanten Aggressivität einher. Die unverarbeitete Angst gibt in diesem Alter sehr oft zu *Pavor nocturnus* Anlaß. *Regressive Erscheinungen* (Enuresis nocturna, Encopresis) sind hier häufig zu beobachten.

C. Schulalter (7.—12. Altersjahr)

Während dieser Periode tritt das Vollbild des Bewußtseinstrübungssyndroms, des allgemeinen und des hirnlokalen infantilen Psychosyndroms in Erscheinung. Die Störungen der intellektuellen Funktionen lassen sich leichter erfassen als beim Kleinkind, da das Schulkind zumindest die Anfänge des logischen Denkens beherrscht und da dessen intellektuelle Störungen sowohl in der Untersuchungssituation als auch in der Schule klar in Erscheinung treten. Regressions- oder Retardierungserscheinungen begleiten fast ausnahmslos die obengenannten Syndrome, sofern die Noxe eine Dauerwirkung ausübte.

D. Pubertät und Adoleszenz (13.—19. Altersjahr)

In der Pubertät erhalten oft die organisch bedingten psychischen Symptome eine besondere Färbung durch die physiologische Entwicklungskrise. Die Labilisierung der Affektivität kann extreme Grade erreichen, die im Trotzalter (1. Pubertät) eine Parallele finden. Außerdem wird eine jetzt auftretende *körperliche oder psychische Invalidität viel stärker empfunden* als auf den früheren Stufen der Entwicklung, so *daß mit vermehrten reaktiven Störungen* gerechnet werden muß. In der Adoleszenz nähert sich allmählich das juvenile organische Psychosyndrom denjenigen Formen, die aus der Psychopathologie des Erwachsenen bekannt sind.

V. Grenzfragen

Die Untersuchung von Kindern, die an einem Hirntumor erkrankt waren, ließ noch eine Reihe von Fragen aufkommen, die im Rahmen dieser Arbeit nur kurz gestreift werden können, da ihnen entweder

keine zentrale Bedeutung zukommt oder da sich unser Krankengut zu
deren Beantwortung nicht eignet.

1. Reaktive Erscheinungen auf die Tumorerkrankung und auf die psychische und körperliche Invalidität

Die Art und die Intensität zusätzlicher psychoreaktiver Störungen
hängen von mannigfaltigen Faktoren ab, worunter in erster Linie die
Persönlichkeit des Kindes zu nennen ist. Hier muß man anlagebedingte
Eigenschaften von Reaktionsweisen, die durch den Stand der Entwicklung oder durch Milieueinflüsse bedingt werden, unterscheiden. In An-
lehnung an die Untersuchungen, die O. WANNER bei erwachsenen Hirn-
tumorkranken vorgenommen hat, haben wir die Frage geprüft, *ob
Kinder, in deren naher Verwandtschaft Geisteskranke anzutreffen sind,
auch einen besonderen Reaktionsmodus aufweisen.*

Leider konnte diese Frage nicht beantwortet werden, da keine
Geisteskranken unter den Verwandten der Kinder zu finden waren.
Dagegen ließ die systematische Durchsicht der Krankengeschichten der
neurochirurgischen Klinik den Fall eines 14jährigen Knaben auffinden,
der an einem Tumor des 3. Ventrikels litt und während Wochen kata-
toniforme Erscheinungen zeigte, die sich als therapieresistent erwiesen.
In der Aszendenz besteht eine konvergente Häufung psychopathischer
und geisteskranker (schizophrener) Persönlichkeiten. Auch das Mädchen,
welches an einem Tumor des Hirnstammes erkrankt war und schwerste,
z. T. psychoreaktiv anmutende Störungen zeigte (Fall Nr. 28), war
prämorbid ein sensibles, ängstliches und introvertiertes Kind, unter
dessen Verwandten allerdings keine Psychosen angetroffen wurden.

Neben den anlagebedingten Momenten ist auch die *Entwicklungsphase,* in welcher sich das Kind befindet, für die Gestaltung reaktiver
Erscheinungen von Bedeutung. Wir haben bereits darauf hingewiesen,
daß die *Trotzphase* und die *Pubertät* die Gestaltung des klinischen
Bildes entscheidend beeinflussen: Aggressivität, Trotz, Angst, Kontakt-
störung, Abkehr von der Umwelt, vermehrte Empfindsamkeit und
Labilität der Affekte, die zu den normalen Vorgängen dieser Entwicklungsphasen gehören, kombinieren sich nicht selten in eigenartiger
Weise mit dem tumorbedingten psychischen Grundsyndrom.

Die *Aktualisierung sexueller Probleme* bringt in der Pubertät und
in der Adoleszenz neue Konfliktmöglichkeiten. So begannen die Patienten mit einem Kraniopharyngeom an verschärften Minderwertigkeitsgefühlen zu leiden, wenn sie sich zu ihren gesunden pubertierenden
Altersgenossen verglichen. Regelmäßig kamen sie sich wegen ihres
Kleinwuchses und wegen des Rückstandes der Entwicklung ihrer
Sexualorgane als schwer benachteiligt vor. Mehrheitlich wagten sie es

nicht, um Mädchen zu werben, auch wenn sie den Wunsch dazu hatten. Außerdem suchten diese infantilen Adoleszenten und jungen Erwachsenen (bei Kraniopharyngeom, Chiasmagliom etc.) eher eine mütterliche Erscheinung als eine eigentliche Gattin.

Körperliche und psychische Invaliditätserscheinungen wurden im Kindesalter im allgemeinen leichter ertragen und kompensiert als von der Pubertät an. Unter den körperlichen Gebrechen, die im Gefolge eines Hirntumors auftreten können, ist wohl die *Erblindung* als das schwerste zu bezeichnen. Bei geeigneten heilpädagogischen Maßnahmen (z. B. Blindenschule) gelingt jedoch die psychische Überwindung dieser schweren Situation in der Regel ohne dauerhafte zusätzliche reaktive Dauerstörung.

Andere Defekte, wie *Hemianopsien, Paresen, Störungen der Koordination der Bewegungen oder des Gleichgewichtes* führen in der Regel kaum zu nennenswerten reaktiven psychischen Störungen. Im vorschulpflichtigen Alter und zu Beginn des Schulalters erfolgt die praktische Umstellung von der Rechts- auf die Linkshändigkeit (z. B. bei einer cerebellär bedingten Ataxie) ohne große Schwierigkeiten.

Eine beschleunigte psychische Reifung tumorkranker Kinder haben wir nicht beobachten können. Theoretisch gesehen muß mit einer solchen Möglichkeit gerechnet werden: so ist z. B. bekannt, daß andere schwere körperliche Krankheiten oder eine besonders bedrückende Situation (Tramer) eine Beschleunigung der Reifungsvorgänge nach sich ziehen können. Wenn diese Erscheinungen beim Hirntumor zumindest nicht häufig sind (soviel läßt sich auf Grund der eigenen Erfahrungen sagen), so hängt dies wohl mit den regressiven Vorgängen zusammen, die regelmäßig als Auswirkung der Tumorerkrankung auftreten und einer beschleunigten Ausreifung entgegenwirken.

2. Verhalten des Milieus

Ist ein Hirntumor diagnostiziert worden, so kann sich das Kind meistens einer größtmöglichen Anteilnahme und erzieherischen Rücksichtnahme von seiten der Eltern, der Verwandten und der Lehrerschaft erfreuen. *Der medizinischen Erfassung der Krankheit gehen oft Monate bis Jahre voraus, während welcher das Kind Verhaltensstörungen zeigt, denen die Erzieher begreiflicherweise machtlos gegenüberstehen.* Gegen das weinerliche Verhalten des Kindes, gegen seine Reizbarkeit und seine Jähzornanfälle oder gegen sein zunehmendes Versagen in der Schule scheint kein Kraut gewachsen zu sein. Begreifliche, aber inadäquate erzieherische Maßnahmen (Ermahnungen, Drohungen, Strafen) bewirken oft geradezu eine Verschärfung der Störungen, an denen sich das unverstanden fühlende Kind erst recht festhält.

Unsicherheiten im pädagogischen Verhalten machen sich auch längere Zeit nach einem erfolgreichen chirurgischen Eingriff bemerkbar, besonders wenn körperliche Symptome weitgehend abgeklungen sind und somit nicht von vornherein angenommen werden kann, daß Verhaltensstörungen des Kindes mit der früheren Erkrankung noch in Zusammenhang stehen. Es war bei den katamnestischen Untersuchungen sehr eindrücklich, wie nahezu alle Eltern mit erzieherischen Problemen belastet waren, deren Ursache sie nur zu ahnen vermochten. Vor allem wußten sie nicht, ob sie den erzieherischen Schwierigkeiten infantiler oder hirnorganisch geschädigter Kinder mit vermehrten Anforderungen oder mit Nachsicht begegnen sollen. *Unsicheres, ungeschicktes erzieherisches Verhalten der Eltern bewirkt regelmäßig eine reaktive Verstärkung der psychischen Symptome und ein demonstratives Betonen der körperlichen Beschwerden* (Erbrechen, Kopfweh, Schiefhaltung des Kopfes, Gangataxie usf.).

3. Psychotherapeutische und heilpädagogische Möglichkeiten

Aus dem Gesagten geht hervor, daß eine kinderpsychiatrische Beratung der Eltern von Kindern, die an einem Hirntumor leiden oder gelitten haben, sehr nützlich sein kann. *Psychotherapeutische Maßnahmen sind oft indiziert: sie helfen dem Kinde, mit seinen Problemen (Angst, Minderwertigkeitsgefühlen, Abwehr der erzieherischen Überforderung, reaktive zusätzliche Regressionstendenzen) zu überwinden.* Daß eine weitere heilpädagogische oder fürsorgerische Hilfe speziell bei allen Kindern, die einen Dauerdefekt psychischer oder körperlicher Natur aufweisen, erforderlich ist, könnte leicht an zahlreichen Beispielen belegt werden.

VI. Schlußbetrachtung und Zusammenfassung

Wenn wir auf die eingangs dargelegten Fragen zurückblicken und diese an Hand der Ergebnisse der Untersuchung von 52 Kindern zu beantworten versuchen, so lassen sich folgende Schlußfolgerungen ziehen:

1. *Häufigkeit und Art der psychischen Symptome.* Psychopathologische Erscheinungen lassen sich bei Hirntumoren im Kindesalter sehr oft finden, vorausgesetzt, daß mit entsprechenden Untersuchungsmethoden nicht nur gröbere Ausfälle, sondern auch feinere pathologische Veränderungen der psychischen Funktionen erfaßt werden:

Unser Untersuchungsgut umfaßt 52 Kinder und Jugendliche; in 40 Fällen konnte die Tumordiagnose histologisch gesichert werden. Mehrheitlich lagen Geschwülste der neuroepithelialen Reihe vor.

22 Tumoren waren unterhalb und 30 oberhalb des Tentoriums cere-
belli gelegen. *Von den erwähnten 52 Kindern zeigten 48 (also 92%)
psychische Veränderungen irgendwelcher Art.* Knaben sind in unserem
Untersuchungsgut etwas häufiger vertreten als Mädchen, unterscheiden
sich aber in ihrem psychopathologischen Verhalten nicht grundsätzlich
von ihnen.

Maßgebend für das Auftreten psychischer Symptome sind die Größe,
die Lokalisation und der Typus des Wachstums der Geschwulst. Psychische Symptome fehlten bei einem bohnengroßen Opticusgliom und
in der ersten präoperativen) Krankheitsphase von drei subtentoriellen
Medulloblastomen. Die Häufigkeit der psychischen Symptome schwankt
je nach dem Zeitpunkt der Untersuchung im Krankheitsgeschehen.
Unsere Ziffern gelten für den Eintritt in die neurochirurgische Klinik.

Die tumorbedingten psychischen Symptome und Syndrome weisen
im Kindes- und Jugendalter eine größere Mannigfaltigkeit auf als beim
Erwachsenen, weil die verschiedenen Entwicklungsphasen einerseits
und die Bereitschaft, mit einer Regression oder mit einer Entwicklungsretardierung auf eine cerebrale Schädigung zu antworten, anderseits
zusätzliche Reaktionsmöglichkeiten mit sich bringen. Die beobachteten
Syndrome und Symptome lassen sich wie folgt gliedern:

A. bei diffuser cerebraler Schädigung:
   Syndrom der Bewußtseinstrübung,
   infantiles bzw. juveniles organisches Psychosyndrom,
   Regression und Entwicklungsverzögerung (Retardierung),
   pathologischer Verlauf von Entwicklungskrisen;

B. bei umschriebener cerebraler Schädigung:
   hirnlokales Psychosyndrom,
   lokal bedingte Bewußtseinsstörung (Stammhirn),
   optische elementare Halluzinationen,
   Werkzeugstörungen (Aphasie, Agraphie, Alexie usf.),
   JACKSONsche Epilepsie;

C. reaktive, nicht direkt tumorbedingte psychische Symptome.

Eine *Persönlichkeitsveränderung* im weitesten Sinne des Wortes
wird als psychische Folgeerscheinung eines Hirntumors häufig angetroffen: sie wird meistens durch die Einwirkung der Geschwulst auf
das Hirn hervorgerufen und entsteht nur selten, etwa in einem Viertel
aller Fälle teilweise oder vorwiegend auf psychoreaktivem Wege. Auch
die in der Einleitung zitierten Fälle von LANGFORD und KLINGMANN lassen sich weitgehend als tumorbedingte Regressionen erklären. Für die
Entstehung einer ungünstigen Psychogenie scheint uns das Erleben
der Tumorerkrankung allein nicht zu genügen. In der Regel ist die

zusätzliche Anwesenheit traumatisierender Faktoren im Milieu erforderlich. — Das Auftreten von Symptomen, wie die Enuresis nocturna, die Encopresis, der Pavor nocturnus, verleitet natürlich besonders leicht zur Annahme psychoreaktiver Störungen. Für die organische Genese dieser Symptome spricht u. a. der Umstand, daß sie oft plötzlich im Gefolge einer intensiven Sonnenbestrahlung oder einer Infektionskrankheit, namentlich einer Pertussis nach oft längerem symptomlosen Wachstum des Hirntumors in Erscheinung treten.

2. Hirntumoren im Kindesalter gehen oft, aber nicht immer mit einer *Erhöhung des intrakraniellen Druckes* einher. In pathogenetischer Hinsicht ist zu berücksichtigen, daß sowohl die Erhöhung des Liquordruckes und der dadurch bedingte Hydrocephalus als auch der fortgeleitete Druck des Tumors selbst, die von ihm ausgehende toxische Wirkung, die Störungen der Blutzirkulation und die Ödembildung für die Entstehung psychischer Symptome maßgebend sind. Eine klinisch gesicherte Erhöhung des intrakraniellen Druckes geht in der Regel (die allerdings nicht selten Ausnahmen aufweist) mit einer *chronischen Trübung des Bewußtseins* einher, welche oft als eine Charakterveränderung verkannt wird. *Ein solches Syndrom wurde bei 28 Kindern, d. i. in 42% aller Fälle gefunden.* Schon aus dieser Zahl geht hervor, daß sich bei weitem nicht alle psychischen Alterationen als einfache Folgeerscheinungen einer intrakraniellen Druckerhöhung erklären lassen.

Der leichteste Grad der Benommenheit äußert sich oft in einem gleichgültigen, weniger ansprechbaren, interesselosen und konzentrationsunfähigen Verhalten. Für kurze Zeit bringen zwar die Kinder unter dem Druck einer erzieherischen Forderung noch gewisse intellektuelle Leistungen zustande, um nachher sofort in ihren apathischen Zustand zurückzufallen. Solche Zustände können zu Verwechslungen mit hirnlokal bedingten Antriebsstörungen Anlaß geben. *Schwere Formen der Bewußtseinsbeeinträchtigung* werden kaum je übersehen. Sie unterscheiden sich durch die nicht vorhandene Weckbarkeit von der diencephal bedingten Schlafsucht.

Die Intensität *der Bewußtseinstrübung schwankt oft parallel zum intrakraniellen Druck.* Eine präoperativ angelegte Ventrikeldrainage bewirkt nahezu regelmäßig eine erhebliche Besserung der Bewußtseinsstörung. *Spontan auftretende Remissionen sind bis zum Alter von ca. 14 Jahren mit großer Wahrscheinlichkeit auf eine Lockerung oder auf Sprengung der Schädelnähte zurückzuführen.*

Nicht jede Bewußtseinsstörung ist durch eine allgemeine Erhöhung des intrakraniellen Druckes bedingt. Auch eine funktionelle Beeinträchtigung des Hirnstammes (z. B. durch Druck, Störung der Blutzirkulation usf.) kann vermutlich durch Einwirkung auf die Substantia reticularis zu einer Herabsetzung des Bewußtseins führen. Außerdem werden noch Bewußtseinsstörungen bei cerebellar fits und symptomatischen epileptischen Anfällen gefunden.

Das Syndrom der Bewußtseinstrübung ist grundsätzlich reversibel, sofern dessen Ursache behoben wird, bevor irreparable Schäden entstanden sind. Geschieht dies nicht, so resultiert beim größeren Kinde aus der chronischen Bewußtseinstrübung in der Regel ein organisches Psychosyndrom. In den ersten drei Lebensjahren gehen in der Regel die bereits erworbenen psychischen Funktionen wieder verloren, und zwar in der umgekehrten Reihenfolge ihrer Entstehung.

3. *Eine chronische, diffuse Hirnschädigung,* wie sie im Gefolge der Tumorerkrankung vorkommt, zieht auch beim Kinde oft ein *organisches Psychosyndrom* nach sich. *Dieses Syndrom wurde in 24 von 52 Fällen angetroffen, was einer prozentualen Frequenz von 46% entspricht.* Es handelt sich somit um eine schwere und relativ häufige psychopathologische Folgeerscheinung der Tumorerkrankung, welche in nahezu der Hälfte aller untersuchten Fälle nachgewiesen werden konnte. Meistens ist das infantile organische Psychosyndrom als Spätstadium einer chronisch gewordenen Bewußtseinstrübung gefunden worden. Als *Ursache* der diffusen Hirnschädigung kommen neben den bereits erwähnten Faktoren noch die ausgedehnte Infiltrierung der Hirnsubstanz durch Malignome, die cerebrale Schädigung durch Krämpfe und die Bestrahlung mit massiven Dosen von Röntgenstrahlen in Frage.

Das infantile bzw. das juvenile organische Psychosyndrom geht mit einer mehr oder weniger weitgehenden *Persönlichkeitsveränderung* einher: es handelt sich somit um eine erworbene Alteration der psychischen Funktionen. *Symptomatologisch steht die quantitative und qualitative Herabsetzung der psychischen Leistungsfähigkeit im Vordergrunde.* Psychoorganisch geschädigte Kinder ermüden rascher als gleichaltrige gesunde Kameraden. Ihre intellektuelle Arbeitsfähigkeit und ihr allgemeines psychisches Befinden erfahren, wie diejenigen des erwachsenen Hirnorganikers, oft durch Hitzeeinwirkung, Sonnenbestrahlung, Wetterwechsel, toxische Einflüsse eine überdurchschnittlich starke Einbuße.

Die intellektuellen Elementarfunktionen zeigen in der Regel eine pathologische Veränderung. So erfährt die *Auffassung* des psychoorganisch alterierten Kindes eine quantitative und qualitative Reduktion, indem dieses beim Auffassungsvorgang rascher ermüdet als vor der Erkrankung und indem es nicht mehr imstande ist, relativ komplizierte Gegebenheiten rasch und fehlerfrei aufzunehmen. Auch die *aktive Aufmerksamkeit* erfährt eine wesentliche Beeinträchtigung: die Kinder bringen es nicht fertig, z. B. in der Schule während längerer Zeit un-

unterbrochen dem Unterricht zu folgen. Der Lehrer beklagt sich immer wieder über deren Konzentrationsunfähigkeit. Hand in Hand mit dieser Erscheinung geht eine vermehrte Ablenkbarkeit einher. *Störungen des Gedächtnisses* werden mit großer Regelmäßigkeit auch beim psychoorganisch geschädigten Kinde angetroffen: in einem gewissen Gegensatz zum erwachsenen hirnorganisch Kranken ist es zwar imstande, bis zu einem gewissen Grade neue Assoziationen in sein Gedächtnis aufzunehmen. Störungen des Frischgedächtnisses sind also oft nicht so unmittelbar in die Augen springend wie beim Erwachsenen. Immerhin zeigen Testuntersuchungen und Beobachtungen in der Schule, daß hirnorganisch geschädigte Kinder viel mehr Mühe haben, neue Kenntnisse in ihrem Gedächtnis zu fixieren als vor ihrer Erkrankung, was sich zum Beispiel besonders störend beim Erlernen einer Fremdsprache bemerkbar macht.

Die *Denkstörungen* des infantilen und juvenilen Organikers und diejenigen des erwachsenen Hirngeschädigten sind weitgehend gleich: die Anzahl der gleichzeitig zur Verfügung stehenden Assoziationen ist eingeschränkt. Die Schärfe derselben geht teilweise verloren. Ferner steht das Denken beim Erwachsenen und beim Kinde in einem pathologischen Maße unter dem Einfluß momentaner Stimmungen. Der Denkvorgang spielt sich langsamer ab als vor der Erkrankung. Er löst sich nur schwer von gewissen Vorstellungen (Perseveration). Organische Konfabulationen kommen beim Kinde seltener vor als beim Erwachsenen.

Was die *Affektivität* anbelangt, so sind beim Kinde und beim Erwachsenen wesensgleiche Erscheinungen im Sinne entweder der Labilisierung der Gefühle, der vermehrten Impulsivität oder der Stumpfheit und des Verlustes höherer Interessen zu finden. Die *primitiven Triebe, die Instinkte und die Affekte beherrschen die egozentrisch gewordene Persönlichkeit,* während die ethischen Gefühle entweder verlorengehen oder eine wesentliche Entwicklungshemmung erleiden.

Das infantile bzw. juvenile organische Psychosyndrom wird nicht nur im Gefolge von Hirntumoren, sondern auch bei anderen diffusen cerebralen Schädigungen (z. B. traumatischen, infektiösen, toxischen, vaskulären Noxen) angetroffen und als Hirnachsen- (GOELLNITZ) oder Hirnschadensyndrom (ANNEL) beschrieben.

Die *Prognose* des Syndroms scheint im Kindesalter besser zu sein als beim Erwachsenen, weitgehende Remissionen kommen nach einem erfolgreichen neurochirurgischen Eingriff vor, sind indessen nicht obligat. Erhebliche diffuse cerebrale Schädigungen z. B. durch einen langdauernden erhöhten intrakraniellen Druck oder durch ausgedehnte Metastasierung maligner Tumoren bewirken die schwersten psychoorganischen Ausfallserscheinungen und ziehen Demenzzustände nach sich.

4. *Umschriebene cerebrale Läsionen*, die nicht mit einer sekundären allgemeinen Hirnschädigung verbunden sind, konnten nur relativ selten gefunden werden. Als *hirnlokales Psychosyndrom*, bei welchem nur Störungen der Affektivität vorliegen, kann das klinische Bild der Tumoren der Hypophyse, des Chiasma und der hypothalamischen Gegend (Hypophysenadenome, Kraniopharyngeome, Chiasmagliome, Tumoren des oralen Abschnittes des 3. Ventrikels) imponieren. Diese gehen in der Regel mit einem globalen Rückstand der affektiven Entwicklung und mit Triebstörungen (namentlich der Nahrungsaufnahme und des Schlafes) einher. Außerdem kommen infantile organische Psychosyndrome vor, die einen deutlichen Einschlag im Sinne des hirnlokalen Psychosyndroms zeigen. So weisen erhebliche *Störungen der Antriebe* (Blockierung oder Enthemmung) auf eine Beteiligung der Stammganglien hin; eine *chronische euphorische Verstimmung* deutet eine Läsion des Stirnhirnes an, ohne jedoch für eine solche Lokalisation beweisend zu sein.

Überhaupt muß unterstrichen werden, daß reine psychopathologische Syndrome nur selten anzutreffen sind. Oft bestehen Übergangs- oder Mischformen, indem z. B. eine chronische Bewußtseinstrübung allmählich in ein organisches Psychosyndrom übergeht oder ein allgemeines cerebrales Psychosyndrom durch hirnlokale Züge kompliziert wird. Ferner kommen fast immer noch Symptome einer Regression oder einer Entwicklungsverzögerung hinzu. Auch beim hirnlokalen Psychosyndrom besteht die Möglichkeit eines späteren Überganges in eine allgemeine psychoorganische Demenz, sofern der Tumor nicht auf einem umschriebenen, cerebralen Bereich beschränkt bleibt.

5. *Regression und Retardierung* gehören zu den obligaten psychischen Erscheinungen, sobald die Noxe einen bestimmten Grad und eine bestimmte Einwirkungsdauer erreicht hat. Die Regression in reiner Form stellt, neben der Bewußtseinstrübung, *die häufigste Reaktionsform des Säuglings und des Kleinkindes* in den ersten 2—3 Jahren dar. Sie ist im Prinzip reversibel, wenn die Noxe behoben werden kann. Andernfalls geht sie in einen Demenzzustand über. Reine Regressionen kommen auch beim älteren Kinde als Tumorsymptom vor. In Kombination mit anderen Syndromen (Bewußtseinstrübung, organisches Psychosyndrom, hirnlokales Syndrom) fehlen regressive oder Retardierungserscheinungen so gut wie nie.

Eine *beschleunigte psychische Entwicklung* (endokrin bedingt, wie bei der Pubertas praecox oder psychoreaktiv verursacht) wurde in unserem Krankengut nicht beobachtet.

6. *Die psychischen Syndrome der einzelnen Entwicklungsphasen.* Es wurde bereits im letzten Abschnitt erwähnt, daß das Säuglings-

und das erste Kleinkindalter nur über einige wenige Reaktionsmöglichkeiten verfügen. In der Trotzphase und in der Pubertät erhalten die psychischen Syndrome eine besondere Färbung durch die Kombination mit den physiologischen Krisen. Vom Ende der Pubertät an nähern sich die psychischen Syndrome allmählich dem Erscheinungsbild, welches vom Erwachsenen her bekannt ist.

7. *Zusätzliche reaktive Störungen,* die weitgehend von der Persönlichkeitsanlage, vom Stande der Erziehung und von Umweltfaktoren (Haltung der Eltern, Geschwister, Lehrer, Kameraden) abhängig sind, *kommen in rund 25% aller Fälle vor.* Hier besteht namentlich in den ersten Stadien des Krankheitsverlaufes die Gefahr diagnostischer Irrtümer, indem auf Grund einer Konfliktsituation z. B. nicht nur ein Bewußtseinstrübungssyndrom oder regressive Erscheinungen, sondern auch somatische Symptome wie das Erbrechen, die Kopfschmerzen, die Schiefhaltung des Kopfes, die Anorexie usf. als nur psychogen mißdeutet werden.

Die aus der Tumorerkrankung oft resultierenden körperlichen Schädigungen (Amaurose, Hemianopsie, Paresen, Ataxien, Schwerhörigkeit) und die *psychische Invalidität* (reduzierte intellektuelle Leistungsfähigkeit infolge psychoorganischer Schädigung oder einer Entwicklungsverzögerung, ungünstige Psychogenien wegen Minderwertigkeits- und Benachteiligungsgefühlen) erheischen oft, auch Jahre nach dem Eingriff, eine psychotherapeutische, heilpädagogische und fürsorgerische Hilfe.

Die Kenntnis der tumorbedingten psychopathologischen Erscheinungen ist deshalb für die kinderpsychiatrische Arbeit unerläßlich.

8. *Für die neurochirurgische Diagnostik, für die operative Indikationsstellung und für die Ermittlung der Prognose bei Hirntumoren des Kindes* bleibt die psychische Symptomatologie von untergeordneter Bedeutung. Immerhin kann sie im Rahmen der gesamten klinischen Diagnostik eine gewisse Hilfe bedeuten, indem z. B. bei Tumoren der hinteren Schädelgrube fehlende psychische Symptome eher auf ein Medulloblastom der Mittellinie als auf ein Astrocytom der Kleinhirnhemisphären schließen lassen. *Dem hirnlokalen Psychosyndrom* in reiner oder kombinierter Form kommt oft im Hinblick auf die topographische Diagnostik der Wert eines Fingerzeiges zu. Ferner ist den elementaren *halluzinatorischen Erlebnissen* (namentlich des Gesichtes und der Werkzeugstörungen beim älteren Kinde) eine ähnliche diagnostische Bedeutung zuzusprechen wie beim Erwachsenen. *Schließlich mag die Erkenntnis, daß die zunehmende Dauer der tumorbedingten cerebralen Schädigung der Entstehung psychischer Dauerschäden wesentlich Vorschub leistet, in gewissen Fällen den operativen Entschluß des Neurochirurgen erleichtern.*

Die von der allgemeinen Psychopathologie bekannte Erscheinung, nach welcher die psychischen Reaktionsmöglichkeiten auf Schädigungen des Zentralnervensystems zahlenmäßig beschränkt sind, hat auf Grund der bisherigen Forschung auch für das Kindesalter Gültigkeit erhalten.

Zuletzt möchten wir der Hoffnung Ausdruck geben, daß die Untersuchungsergebnisse, über welche berichtet worden ist, einen brauchbaren Beitrag zur Erforschung der cerebral verursachten psychischen Störungen und der psychophysischen Wechselbeziehungen schlechthin liefern mögen. Wenn es uns gelungen sein sollte, einige Fragen in befriedigender Weise zu beantworten, so bleibt uns bewußt, daß noch zahlreichere Probleme der Lösung harren. Deshalb gehen wir mit dem großen Kardiologen SENAC einig, wenn er schreibt: „Unsere Werke sind nicht so, wie wir es wünschen, sondern so, wie sie sein können. Erleuchtete Geister werden hinzufügen können, was uns entgangen ist.“

Literatur

Achtnich, M., 1947: Normwerte der Kraepelinschen Arbeitskurve. Verlag Albisbrunn, Hausen a. Albis.

Ahrens, R., 1955: Beitrag zur Frage der Prosopagnosie. Schweiz. Arch. Neur. 75, 1—20.

Ajuriaguerra, J., et H. Hécaen, 1949: Le cortex cérébral. Masson, Paris.

Akelaitis, A. J., 1941: Lead Encephalopathy in Children and Adults. Amer. J. nerv. Dis. 93, 313.

Allen, I. M., 1930: A clinical Study of Tumours involving the occipital Lobe. Brain 53, 194—243.

Alliez, J., J. Paillas et J. Tamalet, 1949: Aspects psychiatriques des tumeurs temporales. Ann. méd.-psychol. 107, 67—70.

Alpers, B. J., 1936: The mental Syndrome of Tumors of the corpus callosum. Arch. Neur. (Am.) 35, 911—913.

Annel, A. L., 1953: Pertussis in Infancy as a cause of behavior disorders in Children. Almqist & Wiksell, Upsala.

Baasch, E., 1937: Contribution à l'étude de la pathogénie d'un cas de gliome diffus du thalamus, de l'aqueduc et de la région pinéale. Schweiz. Arch. Neur. 39, 26—44.

Bailey, P., D. Buchanan, and P. Bucy, 1939: Intracranial Tumors of Infancy and Childhood. The University of Chicago Press, Chicago, Ill.

Bailey, P., in Brennemann's Practice of Paediatrics, Vol. IV. W. F. Prior & Co., Hagerstown, Maryland, USA.

Barouk, H., 1926: Les troubles mentaux dans les tumeurs cérébrales. Thèse de Paris, G. Doin édit.

Baudon, J., 1950: Contribution à l'étude des troubles mentaux dans les tumeurs sous-tentorielles, Thèse de Paris.

Benedek, L., 1937: Konkrete psychotische Symptome nach Röntgenbestrahlung bei Gehirntumor. S. Karger-Verlag, Berlin.

— und A. Juba, 1941: Das Korsakowsche Syndrom in den Tumoren des Zwischenhirnes. Arch. Psychiatr. (D.) 114, 366—376.

Bender, L., 1956: Psychopathology of Children with Brain Disorders. Charles C. Thomas, Springfield, USA.

Bender, M., M. Keschner und J. Strauss, 1936: Psychische Symptome bei den Tumoren des Temporallappens. Arch. Neur. (Am.) 35, 572—596.

Bernstein, E. L., 1940: Psychiatrische Aspekte der Porencephalie. Amer. J. Psychiatry 96, 723.

Biemond, A., und S. van Creveld, 1940: On the cerebellar Form of saturnine Encephalopathy. Act. paediatr. (Schw.) 27, 51.

Bleuler, E. und M., 1955: Lehrbuch der Psychiatrie. Springer-Verlag, Berlin.

Bleuler, M., 1954: Endokrinologische Psychiatrie. G. Thieme Verlag, Stuttgart.

Boldrey, E., C. Nafziger, and L. Arnstein, 1950: Signs and Symptoms of supratentorial Braintumors in Childhood. J. Paediatr. (Am.) 37, 463—468.

De Boor, W., 1954: Zwangssymptome bei Meningitis tuberculosa. Z. Kinderpsychiatr. *21*, 8.

Bostroem, A., zit. nach F. G. Stockert.

Bradley, Ch., 1951: Behavior Disturbance in epileptic Children. J. amer. med. Assoc. *146*, 436.

Bremer, F., 1954: Données expérimentales sur le problème des relations réciproques de l'écorce cérébrale et des structures sous-corticales. Anales del Inst. de Farmacologia Española *III*, 11—28.

Buehler, C., und H. Hetzer, 1932: Kleinkindertests. Barth, Leipzig.

Carins, H., 1952: Bewußtseinsstörungen bei Läsionen des Stammhirnes und des Zwischenhirnes. Brain *75*, 109—146.

Corboz, J. R., 1952: Ergebnisse der Kinder- und Jugendpsychiatrie 1939—1946. Aus Zbl. Neur. *115*, 137—154.

— 1952: Beitrag zur Kenntnis der diffusen Hirnsklerosen. Z. Kinderpsychiatr. *19*, 127—133.

— 1955: Zur Psychiatrie des Morbus Basedow im Kindesalter. Z. Kinderpsychiatr. *22*, 23—28.

Cramer, F., 1936: Clinical Diagnosis of the Tumors of corpus callosum. Bull. neur. Inst. N. Y. *5*, 37—60.

Critchley, M., 1925: Brain Tumors in Children: their general Symptomatology. Brit. J. Childr. Dis. *22*, 251—264.

David, J., J. Talairach et H. Hécaen, 1946: Sur l'apparition de l'angoisse au cours des interventions sur la région bulbaire. Ann. méd.-psychol. *2*, 63—66.

Delay, J., G. Verdeaux et R. Marty, 1952: L'électro-encéphalographie dans les tumeurs cérébrales à symptomatologie psychique. Encéphale *41*, 217—233.

Druckmann, A., 1929: Schlafsucht als Folge der Röntgenbestrahlung. Strahlenther. *23*, 382—384.

Dupre, E., et G. Baller, 1903: Les troubles psychiques dans les tumeurs de l'encéphale, in: Traité de pathologie mentale, Paris, Doin édit.

Fabisch, W., 1955: Hemispherectomy for the Treatment of Epilepsy in infantile Hemiplegia. Mschr. Psychiatr. *130*, 385.

Foerster, O., O. Gagel und W. Mahoney, 1939: Die Tumoren der Oblongata, des Pons und des Zwischenhirnes. Arch. Psychiatr. (D.) *110*, 1—74.

Ford, F. R., 1937: Diseases of the nervous System in Infancy, Childhood and Adolescence. Ch. C. Thomas, Pub., Springfield, Ill., USA.

Fremming, K. H., 1940: Beschädigungen des Zentralnervensystems als Folge elektrischer Verletzungen mit besonderer Berücksichtigung dauernder Folgezustände bei Kindern. Z. Kinderpsychiatr. *7*, 97.

French, L. A., 1948: Brain Tumors in Children. Minnesota Medicine, Mineapolis *31*, 867—874.

Furtado, D., 1955: Les séquelles des meningites tuberculeuses. Médecine et Hygiène *13*, 135—136.

Gesell, A., and F. Ilg, 1943: Infant and Child in the Culture of to-day. Harpers, New York.

Gjorup, E., 1940: Hypophyseal Nanism resulting from Craniopharyngiom. Acta paediatr. (Schw.) *27*, 508.

Goellnitz, G., 1954: Die Bedeutung der frühkindlichen Hirnschädigung für die Kinderpsychiatrie. G. Thieme, Leipzig.

Gowan, L. R., 1940: A genesis of the corpus callosum. Amer. J. Child Dis. *60*, 1381.

Gruenthal, E., 1939: Die corpora mamillaria und das Korsakowsche Syndrom. Conf. neurol. *2*, 64—95.

Guyer, U., 1954: Das Kleinhirnastrocytom. Diss. Zürich.

Haffter, C., 1942: Der psychische Infantilismus im Rorschach-Test. Z. Neur. *174*, 139—152.

Hécaen, H., et J. Ajuriaguerra, 1952: Méconnaissances et hallucinations corporelles. Intégration et désintégration de la somatognosie, Paris (Masson).

Hess, R., 1954: Les réactions d'éveil par stimulation méso-diencéphalique dans les chats non-narcotisés. Anales del Inst. de Farmacologia Española *III*, 45—53.

Heuyer, G., 1955: Troubles du language de l'enfance. J. de psychologie normale et pathologique 232—242.

Hoch, A., 1951/52: Geschwülste des Kindesalters. Oncologia *4*, 94—107.

Horrax, G., 1923: Der Wert optischer Halluzinationen in der Lokalisation cerebraler Schädigungen. Schweiz. Arch. Neur. *10*, 532—547.

Huber, K., und W. Sorgo, 1942: Über zwei verkalkte Hirntumoren. Z. Neur. *174*, 80—88.

Jackson, H., 1955: zit. nach Encyclopédie médico-chirurgicale, B. II, Paris. (J. de Ajuriaguerra et H. Hécaen.)

Jackson, H., R. Kinkley, O. Faust, and E. Cermak, 1952: Problems of emotional Trauma in Hospital Treatment of children. J. amer. med. Assoc. *149*, 1536—1538.

Janssen, T., 1946: Pontine Tumors in Infancy. Ann. Paediatr. *166*, 1.

Jasper, H., 1949: Electroencephalography in child neurology and psychiatry. Pediatrics *3*, 783—800.

— 1949: Thalamocortical relationships, diffuse projection systems, integrative action of thalamic reticular system. Electroenceph. *1*, 405—420.

Kallner, A., 1946: Thalliumvergiftungen bei Kindern. Ann. Paediatr. *167*, 188.

Kanner, L., 1955: Child Psychiatry. Ch. Thomas, Springfield, Ill.

Kaufmann, J., 1949: Tumeurs pontines et bulbopontines. Schweiz. Arch. Neur. *64*, 197—252.

Keegan, J. J., 1940: Meningioma in a Child. Arch. Neur. (Am.) *44*, 439.

Keschner, M., M. Bender and I. Strauss, 1937: Psychische Symptome bei infratentoriellen Tumoren. Arch. Neur. *37*, 1—18.

Klages, W., 1954: Frontale und diencephale Antriebsschwäche. Arch. Psychiat. *191*, 365—387.

Kleist, K., 1934: Gehirnpathologie. J. Barth, Leipzig.

Kloss, K., 1952: Hirntumoren höherer Alterstufen. Acta Neurochir. *2*, 215—232.

Krabbe, K. H., 1944: Operative Behandlung und Heilung eines Falles von Teratom der Epiphyse. Acta psychiatr. (Dän.) *19*, 233.

Krayenbühl, H., und R. Stolba, 1945: Zur Frage der Spätschäden nach Carotisligatur beim intrakraniellen Aneurysma. Conf. neurol. *6*, 281—316.

— 1946: Diagnostik und Grundzüge der Therapie der Hirntumoren im Kindesalter. Radiologica clin., Suppl. Vol. XV, 22—24.

— und G. Weber, 1947: Diagnostik und Grundzüge der Therapie der Hirntumoren im Kindesalter. Helv. Paediatr. Acta 2, 115—153.

Langford, W., und W. O. Klingmann, 1942: Behavior Disorders associated with intracranial Tumors in Childhood. Amer. J. Child Dis. *63*, 433.

Lebeau, J., 1954: Psychochirurgie et fonctions mentales. Masson, Paris.

Lejonne, zit. nach R. Marty (siehe denselben).

Lhermitte, J., 1923: La symptomatologie des troubles psychiques des tumeurs du cerveau et sa valeur diagnostique. Pratique méd. franç. Nr. 8.

— 1929: Le lobe frontal, données expérimentales, anatomo-cliniques et psychopathologiques. Encéphale 24, 87—118.

— 1934: Les syndromes anatomo-cliniques dépendant de l'appareil végétatif hypothalamique. Revue neur. (Fr.) 1, 920—939.

Lichtenstein, W.: Teratoma of the pineal body. Schweiz. Arch. Neur. 44, 1.

Lopez-Ibor, J., 1947: Hirnstamm und psychische Störungen. Rev. clin. españ. 25, 321—333 und 401—413.

Lutz, J., 1949: Psychische Symptome und Rekonvaleszenz nach Contusio cerebri. Z. Kinderpsychiatr. 16, 97—109.

— 1951: Psychische Folgen des Schädelbruchs im Kindesalter. Z. Kinderpsychiatr. 18.

Marburg, O., 1942: Some Remarks on Tumors of the Brain in Childhood. J. nerv. Dis. (Am.) 95, 446.

Markiewicz, T., 1935: Über Spätschädigungen des menschlichen Gehirns durch Röntgenstrahlen. Z. Neur. 152, 548—568.

Marty, R., 1942: Les troubles psychiques dans les néoformations intracraniennes. Encéphale 41, 444—490.

Minski, L., 1933: The mental Symptoms associated with 58 cases of cerebral Tumors. Neurol. a. Psychopath. 13, 330—343.

Moniz, E., 1927: Les tumeurs du corps calleux: rapport entre l'âge et les troubles mentaux. Encéphale 22, 514—552.

Morel, F., 1947: Introduction à la psychiatrie neurologique. Masson, Paris.

Morello, F., 1954: Ergebnisse der Strahlenbehandlung bei Hirntumoren. Minerv. chir. (Torino) 9, 911—912.

Morsier, G. de, 1929: Le syndrome préfrontal, l'amnésie de fixation. Encéphale 24, 19—49.

Moruzzi, G., und H. W. Magoun, 1949: Brain stem reticular formation and activation of the E. E. G. Electroencephal. (Am.) 1, 455.

Niedermann, U., 1951: Erfahrungen über die Röntgenbestrahlung des Glioblastoms und des Astrozytoms (Diss. Zürich).

Papaioanou, C., et R. Houdart, 1950: Tumeurs du Thalamus. Sem. Hôp. (Par.) 26 (555—563).

Paterson, E., 1953: Strahlenhandlung von Hirntumoren bei Kindern. J. Faculty radiologists (Lond.) 4, 175—179.

Peiper, A., 1949: Die Eigenart der kindlichen Hirntätigkeit. G. Thieme, Leipzig.

Peirce, C. B., et al., 1945: Roentgentherapy of primary Neoplasms of the Brain and the Brain Stem. Radiology 45, 247—252.

Persic, N., und N. Grcevic, 1954: Psychische Störungen als hauptsächliches Symptom bei Hirntumoren. N. Neuropsih. (Zagreb) 2, 72—87.

Raymond, F., P. Lejonne et J. Lhermitte, 1906: Tumeurs du corps calleux. Encéphale 1, 533—564.

Reichhardt, M., 1922: Hirnerschütterung und Hirnquetschung. Münch. med. Wschr. 2, 1933.

Rey, A., 1941: L'examen psychologique dans les cas d'encéphalopathie traumatique. Delachaux et Niestlé, Neuchâtel.

RIGGENBACH, K., 1946: Traumatismes cérébraux et leurs séquelles chez l'enfant.
    Z. Kinderpsychiatr. *13*, 33.
ROBACK, H. N., 1937: Behavior Disorders with Brain Tumors. Bull. Meninger
    Clin. *1*, 91—96.

SACHS, E., 1949: Diagnosis and Treatment of Braintumors and Care of the
    neurosurgical Patient. Yale University, sec. edit. St. Louis.
SADOUN, R., 1953: Les Troubles mentaux des tumeurs thalamiques. Thèse de Paris.
SCHAERER, K., 1951/52: Die Strahlenbehandlung der Hypophysenerkrankungen.
    Oncologia *4*, 131—166.
SCHALTENBRAND, G., 1935: Epilepsie nach Röntgenbestrahlung des Kopfes im
    Kindesalter. Nervenarzt *8*, 62—66.
SCHLESINGER, B., 1950: Psychische Störungen bei intrakraniellen Tumoren. Confin.
    neurol. *10*, 225—263 und 322—355.
SCHMID, K., 1942: Pathophysiologische Forschung und ihre Bedeutung für die
    psychiatrische Klinik, Erb- und Konstitutionslehre. G. Thieme, Leipzig.
SCHNEIDER, G., 1955: De la périodicité des troubles psychiques dans l'évolution
    des tumeurs de la base du crâne. Schweiz. Arch. Neur. *75*, 272—287.
SCHUSTER, P., 1903: Psychische Störungen bei Hirntumoren. F. Enke, Stuttgart.
SSOUHAREVA, G., und D. EINHORN 1935, 1936: Psychische Dauersymptome beim
    Kinde nach Kopfverletzungen. Z. Kinderpsychiatr. *1*, 165 (1935) und *2*, 8.
STAEHELIN, J. E., 1944: Psychopathologie der Zwischen- und Mittelhirnerkrankun-
    gen. Schweiz. Arch. Neur. *53*, 374—395.
STOCKERT, F. G., 1939: Einführung in die Psychopathologie des Kindesalters.
    Urban u. Schwarzenberg, Berlin und Wien.

TODD, M., 1949: Die Behandlung der Hirntumoren mit Röntgenstrahlen. Arch.
    Neuropsiquiatria (Sao Paolo) *7*, 38—72.
TÖNNIS, W., und W. F. BORCK, 1953: Großhirntumoren des Kindesalters. Zbl.
    Neurochir. *13*, 72—98.
TRAMER, M., 1949: Lehrbuch der allgemeinen Kinderpsychiatrie. Benno Schwabe,
    Basel.
— 1942: Über traumatische Encephalopathien bei Kindern. Z. Kinderpsychiatr. *9*, 1.
— 1954: Evolution und Maturation in humanbiologischer Betrachtung. Annali di
    Neuropsichiatria e Psicoanalisi *1*, 236—244.

WACHOWSKI, J. T., und H. CHENAULT, 1945: Degenerative Effects of large Doses
    of Roentgenrays on the human brain. Radiology *45*, 227—246.
WALTHER-BÜEL, H., 1951: Die Psychiatrie der Hirngeschwülste und die cerebralen
    Grundlagen psychischer Vorgänge. Springer, Wien.
WANNER, O., 1950: Genealogische Überprüfung des Wesens der Geistesstörungen
    bei Hirntumor. Nervenarzt *21*, 6.
WILSON, G., und C. RUPP, 1946: Psychische Symptome bei infra-tentoriellen
    Tumoren. Trans. amer. neur. Assoc. *71*, 104—107.

ZUEBLIN, W., 1953: Zur Psychiatrie des adrenogenitalen Syndroms bei kongenitaler
    Nebennieren-Hyperplasie. Helv. paediatr. Acta *8*, 117—135.
ZUPPINGER, A., 1946: Klinik und Therapie der Tumoren im Kindesalter. Radiologica
    clin., Suppl. Vol. *XV*, 25—55.
— und H. KRAYENBÜHL, 1948: Die Strahlenbehandlung der Hirntumoren im
    Kindesalter. Oncologia *1*, 31—42.